DK 怀孕与分娩
百科全书

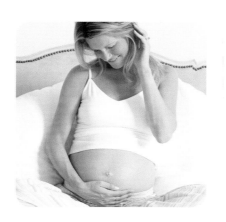

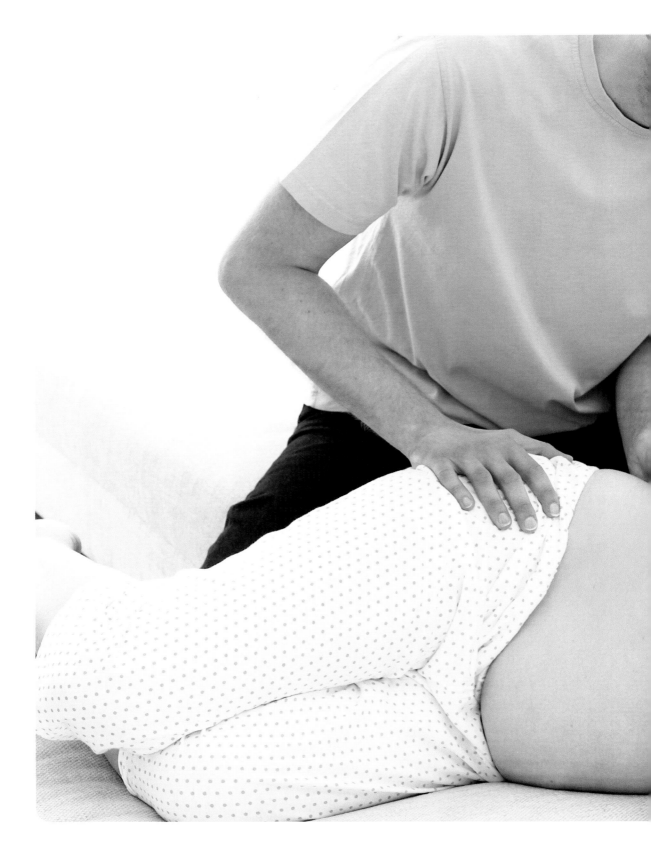

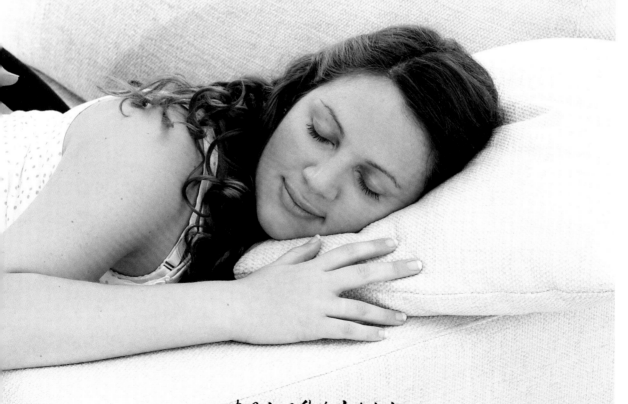

怀孕与分娩
百科全书

玛丽·斯汀 著

陈梦捷 译

DK
A DORLING KINDERSLEY BOOK

中国大百科全书出版社

A Dorling Kindersley Book
www.dk.com

Original Title: Everything You Need to Know
Pregnancy and Birth
Copyright © 2011 Dorling Kindersley Limited

北京市版权登记号：图字01-2012-1991

图书在版编目（CIP）数据

DK怀孕与分娩百科全书／（英）斯汀（Steen, M.）
著；陈梦捷译. —北京：中国大百科全书出版社，
2012.5
ISBN 978-7-5000-8801-1

Ⅰ.①D… Ⅱ.①斯…②陈… Ⅲ.①妊娠期—妇幼保
健—基本知识②分娩—基本知识 Ⅳ.①R715.3

中国版本图书馆CIP数据核字（2012）第078114号

译　　者：陈梦捷

策 划 人：武丹
责任编辑：李建新
特约编辑：李眉
封面设计：应世澄

DK怀孕与分娩百科全书
中国大百科全书出版社出版发行
（北京阜成门北大街17号　邮编：100037）
http://www.ecph.com.cn
新华书店经销
北京华联印刷有限公司印制
开本：787 毫米×965 毫米　1/16　印张：12
2012年6月第1版　2013年7月第4次印刷
ISBN 978-7-5000-8801-1
定价：58.00元

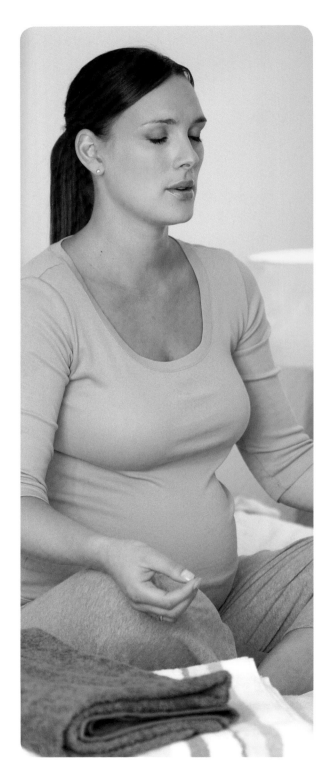

目录

新生儿

作者简介

玛丽·斯汀博士是3个孩子的母亲，她在英国从事助产工作已经20多个年头了。为了改善孕期女性、婴儿及其家庭的保健水平，她做了大量的研究工作。斯汀的博士论文特别着眼于分娩后会阴损伤的影响和护理，她还发明了一种冷却设备以缓解产妇因损伤或缝合所导致的疼痛。

斯汀曾多次出席国内、国际会议，其著作也曾成书或发表在一些健康类期刊上。她对由DK出版的另外两本书（《Ask a Midwife》《The Day-by-Day Pregnancy Book》）亦有贡献。斯汀还是英国皇家助产士学院助产杂志、在线论文系统的专业编辑和编委会成员，也是助产期刊的专业审稿人，同时还是"帮宝适"育儿专家组的成员之一。

斯汀在临床实践创新、基础研究和助产服务方面取得了很大成绩。2010年，她成为英国切斯特大学的助产学教授。

前言

怀孕和分娩是一段奇妙的生命历程，甚至会永远改变你的生活。当得知自己怀孕的消息，你可能会感到快乐和兴奋，或者会像目前一些研究发现的那样感到焦虑，迫切需要家人和朋友为你提供一些必要的信息。这便是我写这本书的初衷。

这本书与其他书的不同之处在于，它不仅能帮你减轻因怀孕、分娩和父母责任等带来的焦虑和担忧，还将告诉你应对不同阶段问题的良策。身为一位母亲，且担任助产士多年，我很乐意把自己总结出来的经验介绍给大家。

这本书分为3个章节：怀孕、产程和分娩、新生儿。第一章涵盖产前检查的方方面面，包括孕期可能出现的情况和你将经历的身心变化。它将为你解答关于孕期营养、运动、胎儿发育，以及为迎接宝宝的到来所做的准备等各方面的问题。第二章将向你介绍分娩的全过程和许多有用的方法，如减轻疼痛的手段和分娩地点的选择。第三章将帮助你掌握如换尿布、母乳喂养等新生儿的基本护理方法，也将为你提供关于宝宝睡眠的建议。

千万年来，女性都承担着孕育、繁衍后代的重任，并且还将继续如此。怀孕和分娩是女性生命中正常、健康的过程，完全没有必要害怕。请相信你一定能孕育出新的生命，承担起为人父母的责任。为此，你要积极地寻求帮助和建议。

今天，我依然如20多年前刚成为一名助产士时那样，对这份职业充满热忱。在这里，能将多年来所积累的经验与大家分享，我非常开心。祝愿大家一切顺利。

玛丽·斯汀博士
英国切斯特大学助产学教授

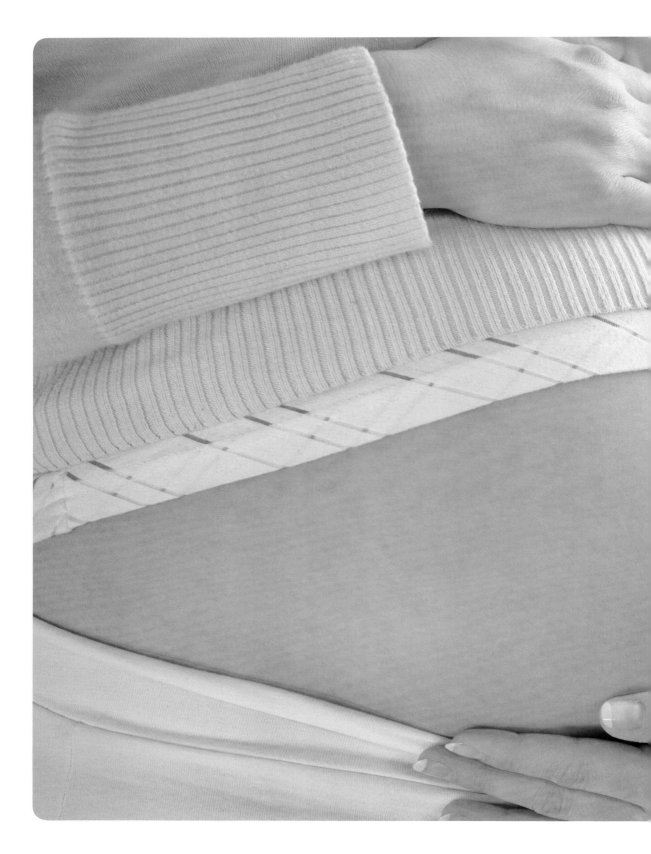

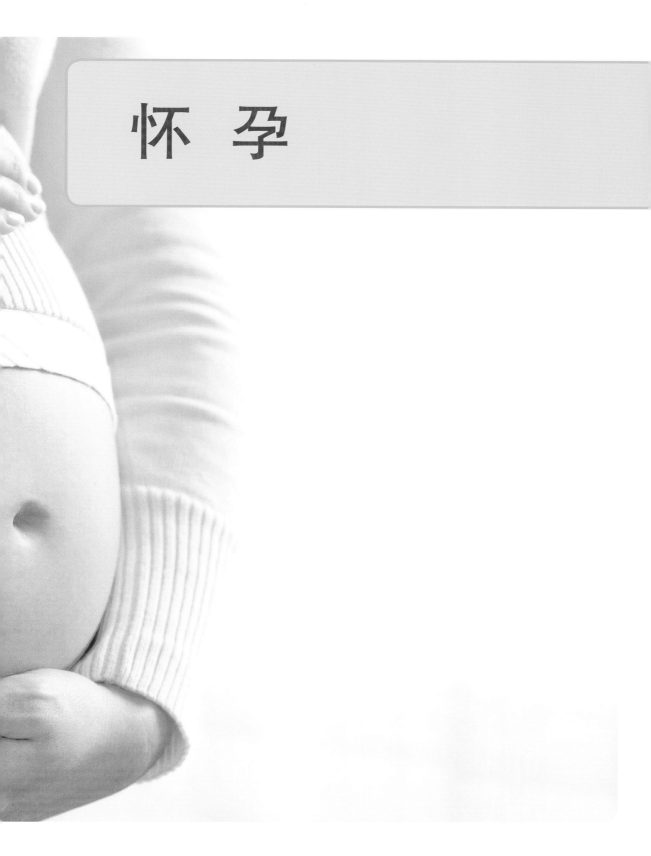

怀孕

你的孕事

对任何一对夫妻而言，怀孕都是生命中最神奇的事情之一。怀孕不仅给你带来喜悦，还会使你焦虑和担忧。这些都是十分正常的，你很快就能摆脱这些情绪，开始享受"准妈妈"这个角色了。

现在你怀孕了

对每一个女人来说，无论是计划内的还是预料之外，怀孕都会使你的人生发生巨大的变化。当体内的激素水平开始急速升高，你的身体会做出调整以满足宝宝生长发育的需求。这时，许多需要决策的事情也摆在了你面前。为迎接即将到来的宝宝，你得拟一张清单。在哪家医院做产前检查、在何处以何种方式分娩都是需要仔细考虑的问题。所有必需的产前检查都是为了确保母亲和宝宝的健康，因此你还需要处理好工作与产前检查之间的关系。

照顾好自己

为了让宝宝有个好的开端，你要好好地照顾自己：合理饮食，呼吸大量新鲜空气，适量运动，充足睡眠以及尽可能地保持放松的心态。怀孕之后将会出现许多症状，你会常常担心这些症状是否正常，会持续到什么时候。你可能时而开心，时而沮丧，变得很情绪化。在之后的章节中，我们将为你提供所需的支持，并为你解答那些盘亘于脑海中的问题，帮助你在生活中达到健康平衡的状态。

你的宝宝

我们会详尽地为你介绍宝宝在子宫内的发育过程，以及孕期各阶段发生在你身体上的变化。我们还会帮助你着手进行准备，以迎接宝宝降生的重要时刻。

孕早期

整个孕期可粗略地划分为3个阶段，怀孕的头3个月，即前12周称为孕早期。对有些女性来说，孕早期可能是孕期最难熬的阶段。除了常见的晨吐、便秘、头痛和乳房胀痛等身体不适之外，还可能出现情绪上的波动：这一刻还情绪高涨，下一刻便没来由地担忧甚至悲伤流泪。这个时期宝宝的生长速度惊人，仅在孕10~12周，他全身的各个脏器便初具雏形了。胎盘也将逐渐发育成熟，并在整个孕期为宝宝提供生长必需的物质。

孕早期需要着手安排你的产前检查，专业人士将给予你指导与支持，与此同时你会获知大量信息，这些信息对整个孕期和分娩均有所帮助。孕早期是令人兴奋的日子，专家们会陪伴着你，为你的孕期保驾护航。

孕中期

孕13~27周称为孕中期。许多孕妇反映这段时间常感觉精力充沛，身心都达到了平衡的状态。你的身体已逐渐适应体内激素水平的变化，那些曾令你不舒服的早孕反应也逐渐减轻，你会发现你的皮肤和头发都处于健康的状

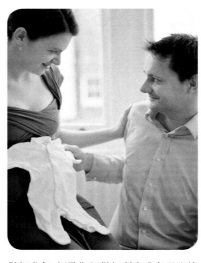

利用手边的资源 尽可能最大范围地寻求支持，无论处于孕期哪个阶段都要勇敢地提出问题。

做好准备 怀孕期间做好所有准备以迎接宝宝的到来。

态。在这段时间里，你的腹部逐渐隆起，而你也将感受到第一次胎动。你还可能首次体验到子宫的收缩，即所谓的"不规律宫缩"。

孕晚期

从孕28周开始，你就进入孕期的第三个阶段也就是最后一个阶段了。在这段时间里，宝宝的体重不断增加，他的生长需求也更大了，常常使你感觉疲惫和不适。你的身体将为分娩做好储备，而你也将为迎接宝宝的降生做着最后的准备，以确保万无一失。而有些孕妇，只有到了这个阶段，才真正体会到自己即将成为母亲了。

寻求各方支持

每一次怀孕都是独一无二的，孕期里你总会遇到许多令人担忧的问题，但别忘了医生和护士都乐于为你解答问题，并为你提供支持。大量的研究显示，孕期获得充足信息的孕妇其妊娠结果较好。因此，当你需要帮助的时候，请不要犹豫，务必向专业人士求助。

逐步做好准备

我们将一一探讨所有孕期必须知道的事情，这样你的孕期会更加轻松，你也能为自己和宝宝做出最恰当的选择。当你临产时，所有事情都应该准备就绪，只待接宝宝回家了。另外，每次准备的事情少一些，会令你感觉放松而平静，也能更加从容地应对即将到来的变化。

怀孕是一段充满喜悦与期待的过程。保持乐观的状态，了解相关的基本知识，使所有事情都朝你预期的方向发展，将有助于你顺利度过孕期，而你也能享受这一过程，充满自信地进入人生的下一阶段。

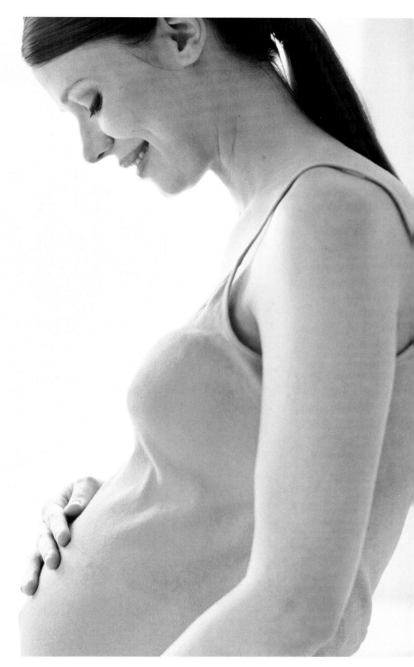

照顾自己 整个孕期里照顾好自己十分重要：合理膳食，适量活动，并尽可能地保持健康。尽量享受这一过程吧，一旦宝宝降生，属于你自己的时间将少之又少。

现在你怀孕了

无论是早有计划，还是意料之外，现在你怀孕了，这一重大消息意味着你即将开启人生中一个令人兴奋的全新阶段。

早孕检测阳性之后

在逐渐适应"准妈妈"这个新角色的过程中，出现复杂的情绪波动是十分正常的。

寻求支持 对许多夫妻来说，孕期是一个令人兴奋又充满挑战的过程，因此，寻求支持以协助你处理孕期身心的变化十分重要，家人和朋友都能替你分忧，并给你提供有用的建议和意见。

参与其中 有些网站会介绍关于妊娠的知识。你可以注册成为会员，了解怀孕不同阶段身体发生的变化和胎儿生长发育的情况。这些网站还常有为初为父母者组建的讨论群，你可以参与讨论，获得关于妊娠和育儿方面的有用的信息。

享受怀孕的过程 这么说可能令人难以置信，但当宝宝躺在你臂弯中的时候，你就会意识到9个月的时间竟在不知不觉中过去了。

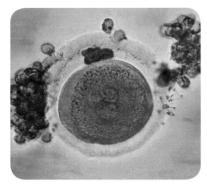

新生命的开始 精子与卵子结合后仅24小时便开始形成胚胎，胚胎将最终发育成你的宝宝，此时你体内的激素水平也已开始发生变化，可能出现恶心、乳房胀痛等不适。

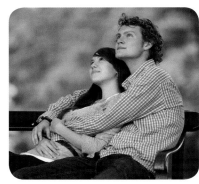

分享喜悦 由于种种原因，部分妊娠于早期便自行终止了，因此即使你迫不及待地想把怀孕的消息告诉所有人，但最好还是等一等。等到怀孕12周后，你基本可以放心地与大家分享这个好消息。

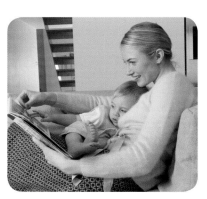

选择适宜的时机 你的孩子们都会对即将到来的小弟弟或小妹妹感到兴奋不已，但孩子们可能很难理解为什么要等待这么长的时间，因此最好不要过早地告诉他们。

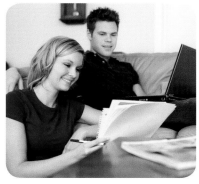

重要决定 是该为即将到来的9个月做出重要决定的时候了，你爱人的参与非常重要。你们俩可能会感到力不从心，但说出各自的感受能增强彼此之间的默契。

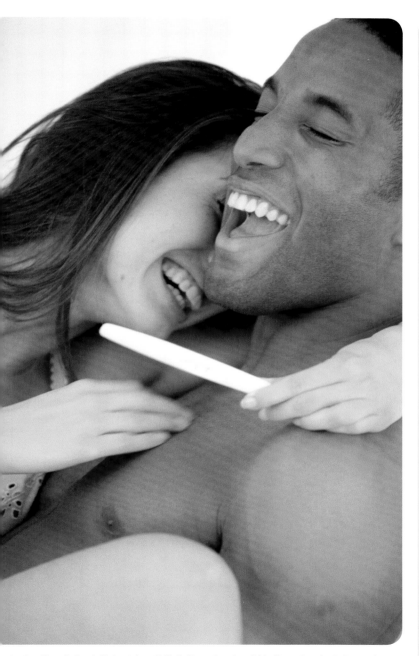

生活因此而变化 当你发现自己的情绪像坐过山车一样起伏，时而雀跃时而焦虑时，请不要感到惊讶，怀孕是一件大事，标志着人生开启了一段新篇章，因此需要一个适应的过程，给你和你的爱人一些时间来调整适应吧！

现在该做什么？

在去医院就诊之前，你已经可以着手为孕期做以下准备了。

叶酸 如果你没有补充过叶酸，那么现在必须开始补充了。叶酸对胎儿的健康发育十分重要。叶酸是一种B族维生素（B_9），在甘蓝和菠菜等绿叶蔬菜以及橙汁和谷物中含量丰富。大量研究显示，孕前至孕早期每天摄入叶酸400微克，可以使胎儿发生神经管畸形的风险降低70%。

安全的生活方式 如果是计划妊娠，出于安全考虑，你应提前一段时间远离酒精和香烟。如果你目前还没有戒烟、戒酒，那么就从现在开始吧。另外，你还必须合理健康地饮食，大量新鲜、营养丰富的食物可以为宝宝的生长发育提供所需的营养物质。

求助专家 告知医生你怀孕的消息，同时预约首次产前检查的时间。你还可以报名参加产前保健课程。要知道，有些好的课程很快便满员了。

孕期日记 以日记的形式把你这个时期的感受和症状写下来。同时，请你的爱人或朋友每月为你拍张照片，记录下你身体的变化。

产前检查

很快，你就要开始接受常规的产前检查，以监测你和宝宝的健康状况了。产前检查除常规检查项目外，还有一些可选项目，你可以根据自己的身体状况来选择你想要的检查项目。

包括哪些项目？

与你的医生确定以下这些常规检查：

- ★ 6~8周——首诊。
- ★ 10~12周——预约检查（见18~19页）。
- ★ 产前检查孕周：16周，25周，28周，31周，34周，36周，38周，40周及41周（如果你超过预产期还未临产的话）。

血液检查

- ★ 10周（见19页、56页）。

常规B超检查（见54~55页）

- ★ 10~14周——核实孕周，检查是否为多胎妊娠。
- ★ 18~20周——了解宝宝发育情况和胎盘的位置。
- ★ 如果你属于高危妊娠，可能需要接受更多次的B超检查（见58~59页）。

产前筛查

- ★ 11~16周——"三联"或"四联"血液检查以筛查宝宝脊柱裂、21–三体综合征以及18–三体综合征。
- ★ 如果你本次妊娠具有高危因素（见58~59页），除接受血液筛查外，还需要接受B超检查以测量宝宝颈后透明组织厚度（NT）。

产前诊断

- ★ 如果产前筛查提示宝宝属于染色体异常高风险，你可能需要进一步检查，以确认宝宝是否存在异常。

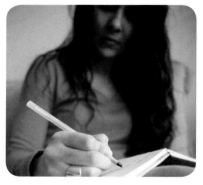

疑问和担忧 在首次产前检查之前，把你想问的问题列成一张清单。和你的医生建立彼此信任的关系将使你在整个孕期更加自信。

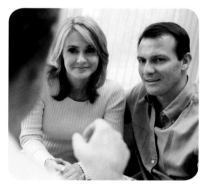

定期产前检查 在今后的数月里，你需要定期去做常规的产前检查。有时不妨让你的爱人陪你一起去，让他也有机会提出自己感到困惑的问题。

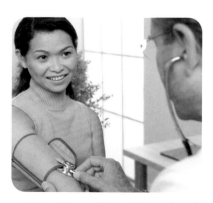

化验和B超检查 即便健康状况良好，你也要接受常规化验以及多次的B超检查（见54~55页），以确定孕期进展是否正常，确保你和宝宝的健康。

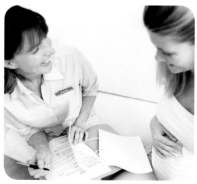

产前检查医院 产前检查一般是在医院由医生负责。如果对自己的产前检查医院不满意也可以更换，但最好别更换得太频繁。

预产期

在做过早期核实孕周的B超之后（见54～55页），你便可以借助下面这个表格来推算自己的预产期了。在表格的粗体数字中找到你末次月经来潮的第一天对应的日期，其下方浅色数字对应的日期便是你的预产期。

1月	1	2	3	4	5	6	7	8	9	10	11	12	13	14	15	16	17	18	19	20	21	22	23	24	25	26	27	28	29	30	31
10/11月	8	9	10	11	12	13	14	15	16	17	18	19	20	21	22	23	24	25	26	27	28	29	30	31	1	2	3	4	5	6	7
2月	1	2	3	4	5	6	7	8	9	10	11	12	13	14	15	16	17	18	19	20	21	22	23	24	25	26	27	28			
11/12月	8	9	10	11	12	13	14	15	16	17	18	19	20	21	22	23	24	25	26	27	28	29	30	1	2	3	4	5			
3月	1	2	3	4	5	6	7	8	9	10	11	12	13	14	15	16	17	18	19	20	21	22	23	24	25	26	27	28	29	30	31
12/1月	6	7	8	9	10	11	12	13	14	15	16	17	18	19	20	21	22	23	24	25	26	27	28	29	30	31	1	2	3	4	5
4月	1	2	3	4	5	6	7	8	9	10	11	12	13	14	15	16	17	18	19	20	21	22	23	24	25	26	27	28	29	30	
1/2月	6	7	8	9	10	11	12	13	14	15	16	17	18	19	20	21	22	23	24	25	26	27	28	29	30	31	1	2	3	4	
5月	1	2	3	4	5	6	7	8	9	10	11	12	13	14	15	16	17	18	19	20	21	22	23	24	25	26	27	28	29	30	31
2/3月	5	6	7	8	9	10	11	12	13	14	15	16	17	18	19	20	21	22	23	24	25	26	27	28	1	2	3	4	5	6	7
6月	1	2	3	4	5	6	7	8	9	10	11	12	13	14	15	16	17	18	19	20	21	22	23	24	25	26	27	28	29	30	
3/4月	8	9	10	11	12	13	14	15	16	17	18	19	20	21	22	23	24	25	26	27	28	29	30	31	1	2	3	4	5	6	
7月	1	2	3	4	5	6	7	8	9	10	11	12	13	14	15	16	17	18	19	20	21	22	23	24	25	26	27	28	29	30	31
4/5月	7	8	9	10	11	12	13	14	15	16	17	18	19	20	21	22	23	24	25	26	27	28	29	30	1	2	3	4	5	6	7
8月	1	2	3	4	5	6	7	8	9	10	11	12	13	14	15	16	17	18	19	20	21	22	23	24	25	26	27	28	29	30	31
5/6月	8	9	10	11	12	13	14	15	16	17	18	19	20	21	22	23	24	25	26	27	28	29	30	31	1	2	3	4	5	6	7
9月	1	2	3	4	5	6	7	8	9	10	11	12	13	14	15	16	17	18	19	20	21	22	23	24	25	26	27	28	29	30	
6/7月	8	9	10	11	12	13	14	15	16	17	18	19	20	21	22	23	24	25	26	27	28	29	30	1	2	3	4	5	6	7	
10月	1	2	3	4	5	6	7	8	9	10	11	12	13	14	15	16	17	18	19	20	21	22	23	24	25	26	27	28	29	30	31
7/8月	8	9	10	11	12	13	14	15	16	17	18	19	20	21	22	23	24	25	26	27	28	29	30	31	1	2	3	4	5	6	7
11月	1	2	3	4	5	6	7	8	9	10	11	12	13	14	15	16	17	18	19	20	21	22	23	24	25	26	27	28	29	30	
8/9月	8	9	10	11	12	13	14	15	16	17	18	19	20	21	22	23	24	25	26	27	28	29	30	31	1	2	3	4	5	6	
12月	1	2	3	4	5	6	7	8	9	10	11	12	13	14	15	16	17	18	19	20	21	22	23	24	25	26	27	28	29	30	31
9/10月	7	8	9	10	11	12	13	14	15	16	17	18	19	20	21	22	23	24	25	26	27	28	29	30	1	2	3	4	5	6	7

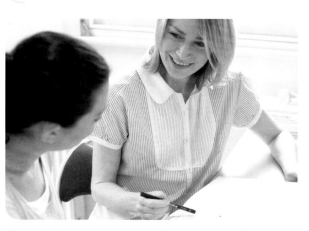

常规产前检查 除了B超检查和化验检查之外，你需要接受7~10次常规产前检查。如果属于高危妊娠，你会被转至高危妊娠门诊。

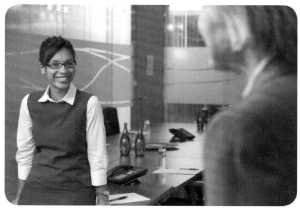

告诉你的上司 即使现在还不想公布怀孕的消息，你也必须通知你的雇主，这样你才能安排时间去做产前检查。

产前检查中的选择

对于每个孕妇来说，产前检查都是孕期中的重要任务。产前检查的地点一般是在医院里，也有的是在自己的家里。

重要的事

多胎妊娠属于高危妊娠，因此一旦孕妇被确诊为多胎妊娠，通常会被推荐至高危妊娠门诊进行检查。产前检查以每月一次为宜，另外还需根据具体情况密切随诊。

向医生咨询的问题

为你答疑解惑，使你保持快乐的心情是每个医生的工作。因此，不要害羞，大胆提出你的问题。你可能想问如下的问题：

★ 我能在哪里分娩？

★ 我能在家中分娩或采用水中分娩吗？

★ 我能采用自然疗法吗？医院和妇幼保健单位是如何规定的？

★ 哪些镇痛药物在孕期使用是安全的？

★ 我的这些症状是正常的吗？

★ 我有一些点滴出血，对宝宝有影响吗？

★ 我所做的化验和筛查结果有问题吗？

★ 当我感到焦虑或有了状况的时候，我该联系谁？

★ 当我临产的时候，我该联系谁？

★ 产程中能不能拒绝人工干预？如果可以，什么样的干预方式是我可以拒绝的？

★ 我能选择剖宫产吗？

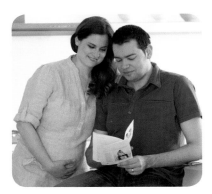

你将面临的选择 最好在怀孕初期便开始考虑分娩的地点和方式。

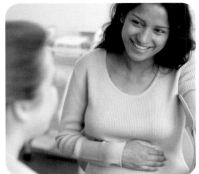

你的医生 她将很乐意并且也能帮助你解决问题。

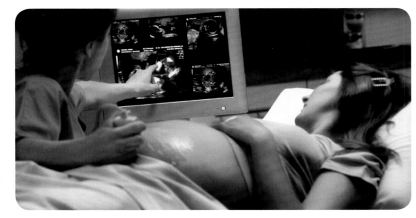

常规B超检查和血液检查 这些检查通常是在你家或工作场所附近的医院进行。你也可以选择在计划分娩的医院进行。做出选择之前最好多听听其他妈妈的建议。

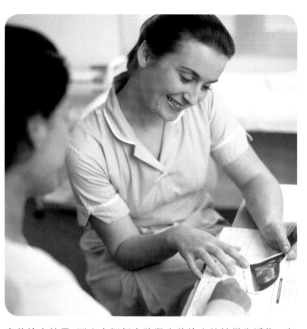

产前检查结果 医生会把每个阶段产前检查的结果告诉你。如果你不明白，可以向医生询问。若产前检查结果有异常，你会被转至高危妊娠门诊（见58~59页）。

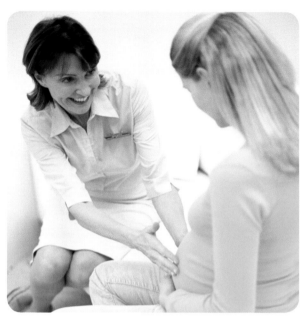

在家做产前检查 许多女性是在医院接受产前检查的。在有的地区，一些女性会选择在家中接受产前检查，有人还计划在家中分娩。

崇尚自然的孕育过程

为了避免对宝宝造成危害，许多女性在孕期会选择不含杀虫剂和其他化学成分的食物，并拒绝一切药品。基于这种原因，在有些地区出现了专为此类崇尚自然妊娠、分娩的孕妇设计的产品和服务项目。

天然的产前保健方式 除了医生提供的常规检查之外，你可能还希望接受诸如顺势疗法、草药、针灸、按摩或芳香疗法等由治疗师提供的自然疗法。出色的治疗师不仅可以帮助你在整个孕期保持健康，还可以帮你减轻不适的症状。

产前保健的安全性 孕期中的治疗方式通常是安全的，但前提是你选择的治疗师是经过注册且经验丰富的，同时还了解你的健康状况。在这个过程中，与你的产前检查医生保持沟通也同等重要，她们需要了解你当下所接受的治疗。一名好的治疗师不仅可以为你的孕期提供支持和建议，还能教会你一些分娩技巧。

顺其自然地分娩 如果你希望自然分娩，可以告知你的医生。大多数医生都十分理解孕妇崇尚自然分娩的心情，她们会乐于在整个孕期为孕妇提供支持。尽管如此，如果你在孕期或分娩时出现异常情况需要医疗干预，请不要固执己见。你要记住，无论采用什么方法，保证宝宝和你的安全始终是唯一的目标。

预约检查

首诊之后，你便可以预约此后的产前检查了。你可以告知医生你既往的药物治疗史、对产前检查和分娩方式的选择，同时你还会接受一些常规检查以评估一切是否正常。

做好准备

★ 你最好先向父母确认自己年幼时的疾病史和免疫接种情况。

★ 产前检查之前需要了解你爱人的血型。如果你是Rh阴性血型而你的爱人是Rh阳性血型，你的体内可能会产生针对宝宝的抗体。通过注射某种针剂，可以预防抗体的产生（见57页）。

★ 记录下末次月经来潮的第一天，以帮助医生为你计算预产期。

★ 产前检查过程中，请如实告知医生你的情况，例如你是否吸烟，饮酒多少等。这些都可能影响到宝宝的健康。

重要的事

此时，医生不会对你实施内诊，甚至连腹部触诊也不会做。这种类型的检查将在孕24周之后进行。

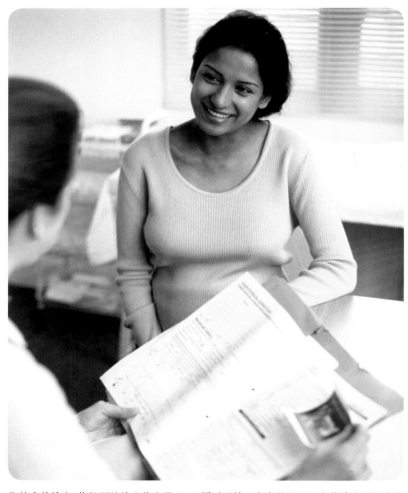

你的产前检查 你的预约检查将在孕10~12周时开始。在有的地区，产前检查可以在孕妇家中进行。而大多数孕妇需要到医院或诊所接受产前检查。你必须充分了解自己的用药史。

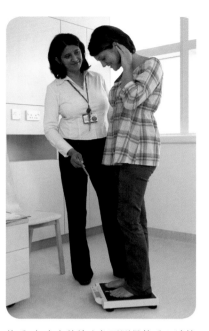

体重 每次产前检查都要测量体重以计算 BMI（体重指数）。医生为每个孕妇量身打造适合她的产前检查计划，以帮助体重指数偏低或偏高的孕妇预防危险因素的发生。

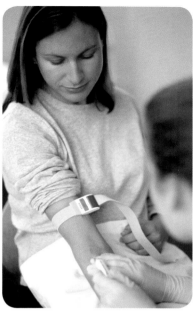

血液检查 首次产前检查时你需要接受血液检查，以评估你的全身状况和胎儿的基本情况。部分检查是可选的，你可以把你的选择告知医生。

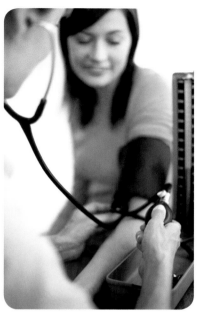

测量血压 每次产前检查都要测量血压，以便了解你的血压是否处于正常范围。孕期血压的测量值可能会波动，医生会关注血压的整体趋势和发生的任何变化。

与医生沟通

首诊和以后的产前检查会帮助医生充分了解你的健康状况、用药史、你想要的产前检查和分娩方式。她会向你解释相关化验和检查的必要性。你可以与医生交流以下事项：

★ 你的生活方式和日常习惯：吸烟、饮酒、饮食以及运动等。

★ 你的健康状况：你超重吗？正在服用药物吗？正患某种慢性或急性疾病吗？

★ 你的用药史：包括你家族的用药史，在你的家族中有无遗传性疾病？你的母亲既往是否曾患妊娠合并症？

★ 你的孕产史：包括既往流产和分娩史，这些情况可以为你选择本次产前检查和分娩方式提供参考。

★ 你的种族背景：有些疾病，如镰状细胞病或地中海贫血等，好发于某些种族人群。

★ 筛查化验（见56~57页）：如果你不愿意接受，可以不做。

★ 你的性伴侣：了解此方面的情况是为了评估你患性传播疾病的可能性。

★ 你选择的分娩方式：例如在何处、以何种方式分娩。

★ 你打算如何喂养宝宝：研究证明，早期了解母乳喂养的相关信息有利于产后母乳喂养的成功。

★ 你的体重和血压（见上）。

★ 你还要做尿液检察（见56~57页）和血液检查（见56~57页）。整个孕期，医生会为你做好相关记录，这些记录将直观反映你和宝宝的健康状况。

保持健康

孕期逐渐达到良好的健康状态不仅能给你带来良好的怀孕体验，还能帮你减轻不适的症状，使分娩过程顺利，对产后护理新生儿也有帮助。

寻求平衡的生活方式

请记住，宝宝最需要的是一个健康、快乐并且放松的妈妈。因此，尽情享受你的整个孕期吧！

做明智的准妈妈 大多数孕妇都希望采用对宝宝健康发育有利的生活方式，但一定要适度。严格控制饮食或过度的运动量可能会消耗你的体力，让你感到劳累甚至沮丧。因此我们强烈建议你好好享受孕期，并为宝宝的生长发育尽可能地提供好的条件。

健康的妊娠 总的来说，健康的妊娠包括充足的睡眠、适量的饮水、新鲜的空气、阳光以及合理的膳食结构。你还要花一些时间来建立密切的人际关系，当宝宝降生之后，这些人际关系将变得更为重要。整个孕期你可能会时不时地感到疲倦或焦虑，保持健康状态，不给自己施加过多的压力能使你的孕期更加顺利。

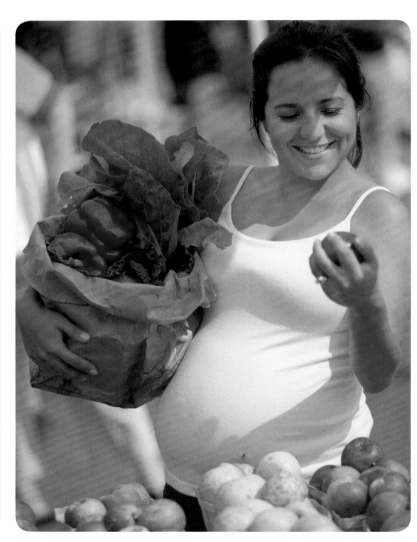

更好的选择 富含新鲜果蔬的膳食结构对整个孕期来说都是十分必要的。营养丰富的食物可以为你的宝宝提供生长发育所需的一切。

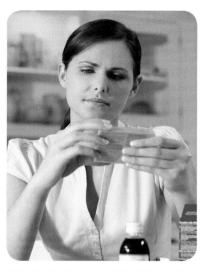

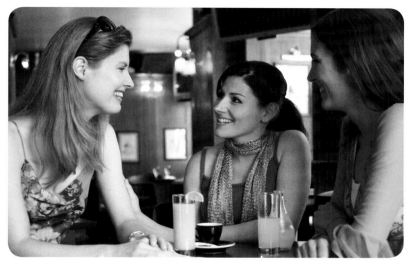

药物 部分药物在孕期是禁用的，如果你正在规律地服用某种药物，请向你的医生咨询，必要时需调整药物处方。

改变生活方式 怀孕之后，你要对生活方式做一些调整。关于酒精对胎儿生长发育的影响目前尚不明确，但怀孕之后最好还是停止饮酒。研究已证实，吸烟可能影响胎儿的健康，如果你现在仍在吸烟，尝试戒烟吧！

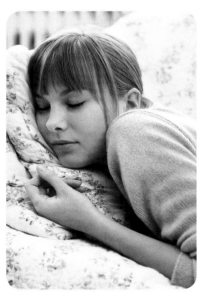

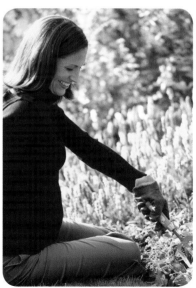

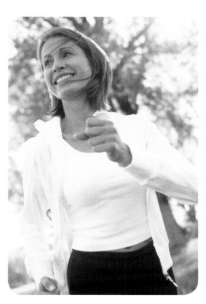

保证充足的睡眠 充足的睡眠将满足你孕期的身心需要。适当的休息还能帮助你保持积极乐观的生活态度。

注意安全 孕期最好能继续保持孕前的爱好，并进行适量规律的运动，呼吸大量新鲜空气。但你要与医生沟通，以免这些活动对你造成伤害。

体育锻炼 孕期不宜进行大运动量的活动，但规律的体育锻炼对孕期健康十分重要。除了少数运动项目之外，孕期可以继续保持孕前的运动量（见26页）。

一人吃俩人用

健康的膳食结构不仅可以帮助你保持充沛的精力、降低妊娠合并症的发生风险，还能确保宝宝获得健康发育所需的一切营养物质。

孕期不宜的食物

以下这些食物可能对你有害，孕期应注意避免食用：

★ **动物肝脏和鱼肝油**中含有大量动物性维生素A，已发现其与胎儿缺陷相关。

★ 未加热的软质或蓝纹奶酪，例如卡门贝软质奶酪、羊奶酪、布里干酪、斯蒂尔顿干酪等可能含有李斯特菌。

★ 生的或半熟的鸡蛋，包括蛋黄酱，其中可能含有沙门氏菌。

★ 生的或未熟的肉类、鱼肉和家禽，其中可能含有沙门氏菌或弓形虫。弓形虫会导致弓形虫病的发生。

★ 开袋即食的沙拉可能增加李斯特菌感染风险。

★ 不宜过多食用油腻的鱼肉，这些鱼肉常被二噁英、汞以及诸如多氯联苯等化学物质污染。为了你的安全，这些鱼肉每周不宜食用超过两次。

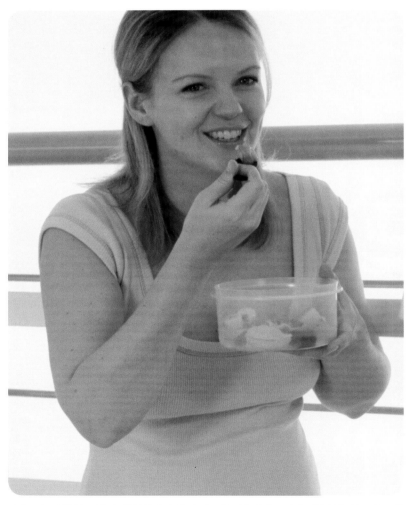

为自己添注燃料 孕期规律的饮食十分重要。你可能感觉比孕前更容易饥饿，当血糖水平过低时会感到眩晕和不适。食用少量富含营养的零食、少食多餐以及晨起后一顿丰盛的早餐，都能为你提供所需的能量并缓解恶心的症状。

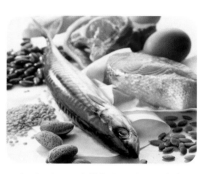

蛋白质 对宝宝身体每个细胞的发育都十分重要，豆类、全麦谷物、坚果、奶制品、鸡蛋、肉类、家禽和鱼肉中均富含蛋白质。

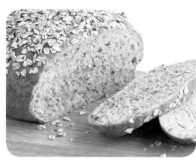

全麦谷物 可以缓慢而持续地为你提供能量，维持稳定的血糖水平，同时还富含纤维素。

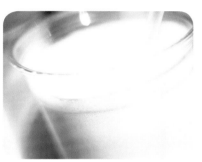

钙质 对宝宝骨骼和牙齿的发育非常重要，可通过奶制品、大豆、绿叶蔬菜和某些鱼肉（如鲑鱼罐头）等摄入所需的钙质。

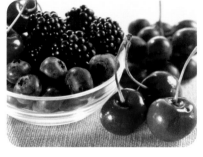

新鲜水果 富含维生素、矿物质，还能为人体提供促进肠道蠕动所需的纤维素，以帮助消化道吸收营养物质。

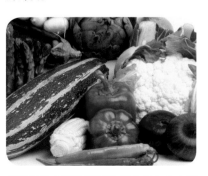

色彩鲜艳或深绿色蔬菜 富含你和宝宝健康所需的维生素、矿物质，每天至少要食用5种这类蔬菜。

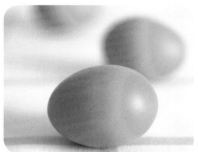

蛋类 是蛋白质的极佳来源，同时蛋类也含有铁，铁对于孕妇尤其重要。食用蛋类时需确保其被充分烹饪。

孕期宜食用的超级食物

以下几类食物是你构建孕期健康膳食的基础：

★ **全麦谷物** 如黑面包、通心粉、糙米、豆类和谷物（如大麦、燕麦、藜谷），既可以持续地提供能量，又富含纤维素和必需的B族维生素。

★ **优质蛋白** 在孕期和宝宝的生长发育过程中具有极为重要的作用。孕期尤其孕中晚期，胎儿生长发育迅速，需每天至少摄入70克优质蛋白。

★ **健康的脂肪** 可以提供能量和必需的营养物质，是膳食结构中的重要组成部分。摄入足量的脂肪酸对宝宝的脑、视力等神经系统的发育至关重要。富含此类脂肪的食物包括：经过烹饪的鸡蛋、亚麻子（及亚麻子油）、坚果、种子以及富含油脂的鱼（如鲑鱼和鲭鱼）。避免食用反式脂肪酸（人工合成的脂肪），减少饱和脂肪酸的摄入。

★ **大量的纤维素** 可以促进营养物质的充分吸收，并促进肠道蠕动。全麦谷物、新鲜水果和蔬菜中均富含纤维素。

重要的事

许多女性体内缺乏维生素D，而维生素D在孕期是极为重要的。在接受充足日照的同时，每天摄入10微克维生素D即可满足人体所需。

孕期饮食

一旦你开始食用健康食品，就会发现吃得好其实很容易，并且能很快从中获益。尽量选择新鲜、天然无添加剂的食物，拒绝那些不能为你提供能量的加工食品。

补充叶酸和其他物质

向医生询问你需要补充的物质。

叶酸 对胎儿神经系统的正常发育特别重要。健康膳食结构中必须包括富含这种重要营养物质的食物，建议孕妇每天摄入叶酸量为400微克。

铁 孕期对铁的需求将明显增大，因此需补充铁以保证血红蛋白维持在较高的水平。

含有多种维生素和矿物质的药物 孕期可选择服用此类药物，尤其在饮食结构欠佳的时候。

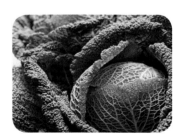

绿叶蔬菜 富含必需的纤维素、维生素和叶酸。

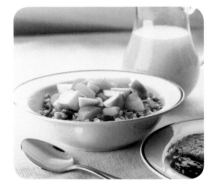

早餐 即使你原先没有吃早餐的习惯，怀孕之后也要吃早餐，为身体提供足够的营养物质。诸如全麦吐司、新鲜水果、某些谷物或酸奶等食物可以为你提供持久的能量。

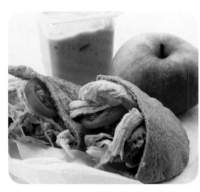

健康的午餐 整个白天你需要摄入多种营养物质，包括充足的全麦谷物、果蔬和少量蛋白质。请抽出时间享受你的午餐。如果你打算在单位用餐，可以带着准备好的午餐去上班。

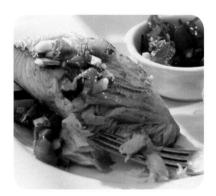

晚餐 营养丰富的晚餐不仅可以改善睡眠，还可以维持夜间血糖稳定，从而预防晨吐的发生。理想的晚餐量不宜过多，但应包含各种所需的营养物质，例如充足的新鲜蔬菜和全麦谷物。

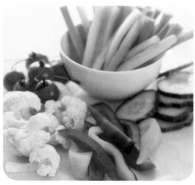

少食多餐 孕期你常会因血糖波动而感到疲倦或嗜睡，机体需要规律地补充能量以满足所需，健康的零食是不错的选择。

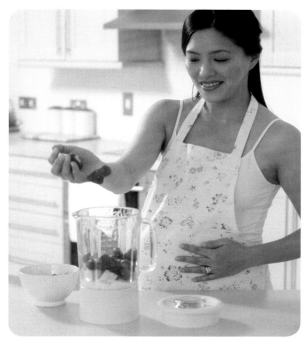

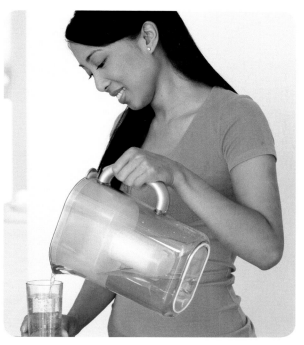

思慕雪 如果你每天吃不下那么多水果，何不把水果调成一杯思慕雪呢？你还可以加上一些胡萝卜和菠菜，如果再加点酸奶或牛奶的话还能补充所需的钙质。思慕雪是一种富含营养的零食，忙碌的时候还可以用来当早餐。

饮用足量的水 水不仅可以帮你远离恶心、头痛和水肿等症状，还能保证机体水分充足，改善能量状态。孕期对水分的需求量会惊人地增大，因此你每天至少需要喝8杯水。

必需的维生素和矿物质

健康平衡的膳食结构能为你提供孕期所需的所有维生素和矿物质。许多营养物质都是必需的，而其中有一些对你和宝宝的健康尤其重要。

维生素C 维C可以增强机体抵抗力，促进铁的吸收。宝宝的健康发育依赖于强健的胎盘功能，而维C正是胎盘形成、生长所必需的一种维生素。新鲜水果（尤其是生食）和蔬菜中均富含这类维生素。

铁 整个孕期都需要铁。到孕中晚期，你不仅要为自身和宝宝造血，还要为他的机体储存足够的铁，以供他从出生到半岁之前使用。因此，到孕中晚期，铁的作用尤为重要。贫血可能导致你虚弱无力，增加其他潜在的风险，而含铁丰富的食物可以帮助你预防贫血的发生。植物性和动物性含铁食物都要摄入，后者更容易被机体吸收。低脂肪含量的红肉、绿叶蔬菜、鱼肉、干果、甜菜、蜂蜜、全麦面包和高铁谷类中均富含铁。

钙 对你以及宝宝的骨骼和牙齿来说，钙都是十分重要的，同时钙也是维持宝宝心脏、神经和肌肉的有效功能，帮助其建立正常心脏节律、维持凝血功能正常的必需矿物质。如果不能从膳食中摄取充足的钙质，宝宝将从你的骨质获取所需，久而久之，会导致你出现许多问题，如骨质疏松（骨脆性增加）等疾病。

健身

孕期进行体育锻炼对你和宝宝都大有益处。重要的是要选择较柔和的运动方式。规律的运动可以促进体内内啡肽的产生，你会感觉棒极了。

安全须知

★ **孕期运动的目的不在于减重或速效"健身"** 运动量的强度以轻到中度为宜。如果你以前没有规律运动的习惯，在开始运动之前要向你的医生咨询。

★ **低起点逐渐加量** 刚开始以每周3次为宜，每次持续15~20分钟即可。

★ **运动过量不可取** 一旦你感到上气不接下气、说话都困难或有其他不适时，请立刻停止。

★ **保证机体水分充足** 运动过程中间断少量饮水。

★ **绝对不能进行的活动** 孕期应绝对避免从事高危运动，如骑马、滑雪、滑水和潜水等。举重和其他一些需要长时间原地站立的活动可能会减少对胎儿的供血，因此也不宜进行。

重要的事
专家建议每位健康的孕妇每周至少进行150分钟的低强度有氧运动。

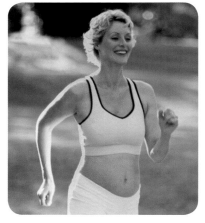

慢跑 如果孕前就有跑步的习惯，在孕早期你也可以保持。换一双舒适的软底运动鞋，运动过程中不要让自己感觉太累。一旦你觉得劳累，请停下来。

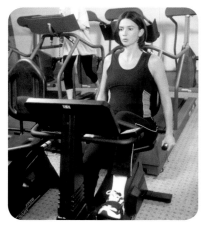

骑单车 不仅可以锻炼耐力，还能增强腿部肌肉的力量，同时还负担你的体重，因此是一种很好的有氧运动方式。但请不要运动过量。

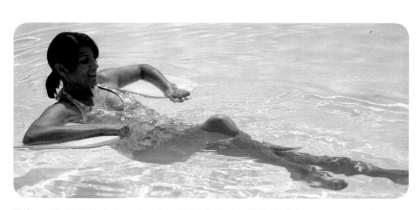

游泳 不仅是有氧运动，而且可以减缓孕妇负重，使其感到放松，因此是一种理想的孕期运动方式。游泳可以帮助你保持健康和柔韧度，并且对关节无害。如果你平时不游泳或者觉得学游泳很难，可以考虑参加专为孕期设计的水上有氧健身操课程。

力量训练

随着孕期的进展，你的腹部将逐渐隆起，体重也慢慢增加，有些伸展运动可以让你足不出户便能保持良好的身体曲线。毫无疑问，持续的力量训练能使你的产程变得更加容易。

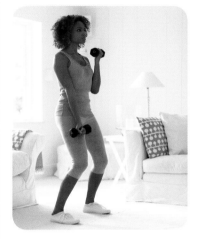

1 **上肢负重训练** 在家进行这项练习有助于保持柔韧性，但孕期不宜负重过大。

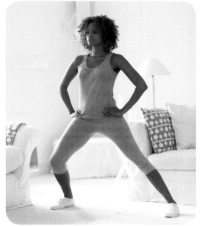

2 **轻柔伸展** 骨盆底组织能为逐渐增大的腹部提供支撑。另外，强健的骨盆底肌肉组织可以缩短产程。

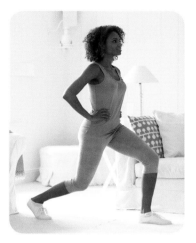

3 **前弓箭步** 可以增强你的下肢力量以满足孕期的需要。

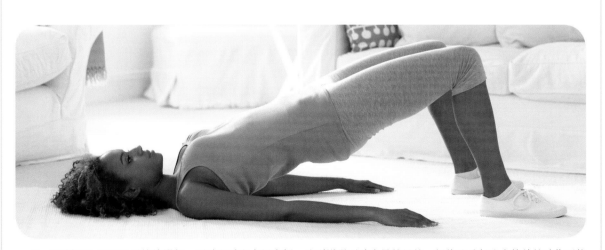

4 **平卧挺腰** 可以通过锻炼臀部、下肢肌腱和大腿内侧，达到增强下肢力量的目的。规律地重复这个简单的动作还能增强支撑脊柱的肌肉力量，从而帮助你预防背部疼痛。这项运动在孕中期结束之前进行都是安全的，但一旦你感到不适，请立即停止。

瑜伽和普拉提

瑜伽和普拉提是孕期理想的运动方式，不仅能像其他常规运动一样使你获益，还不会对你逐渐变化的身体造成过度的压力。这两项活动能让你的柔韧性、平衡能力和精力都得到改善。

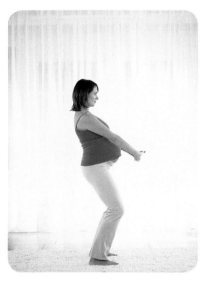

1 **拜日式** 只要你感觉舒适，这个动作适合于整个孕期。将你的双脚自然分开，十指交叉，拇指向内。

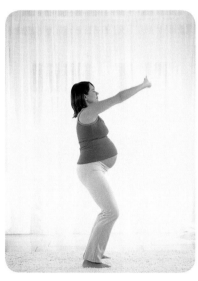

2 **深吸气** 保持十指交叉，手臂伸直，将双手缓慢抬起举过头顶。

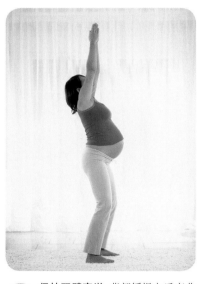

3 **保持双臂高举** 背部缓慢向后弯曲直到臀部肌肉发紧，保持这个姿势3秒钟。

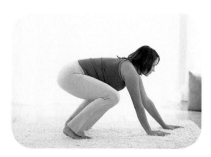

4 **缓慢呼气** 双膝同时弯曲，身体慢慢前倾，直到双手触到地面。

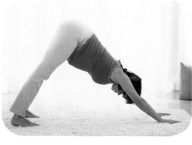

5 **吸气然后呼气** 用手掌和脚趾支撑你的身体，保持双腿伸直，与地面构成一个三角形。

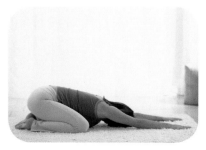

6 **缓慢呼气** 双膝同时跪于地面，身体前倾，抬高臀部，直到胸部与前额触到地面。

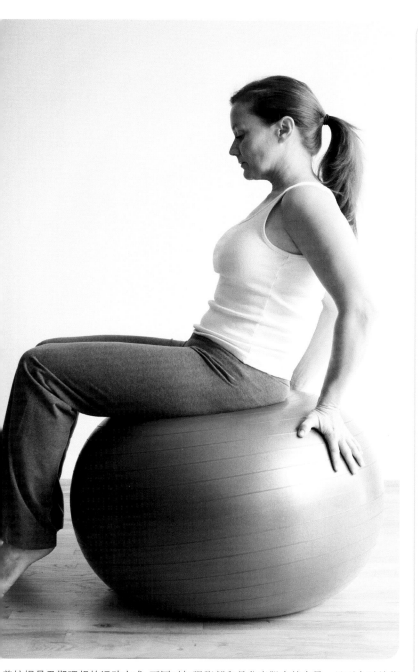

普拉提是孕期理想的运动方式 可同时加强腹部和骨盆底肌肉的力量，且不会对关节和背部造成负担。你可以在专业人士的指导下使用普拉提健身球进行练习。

为什么要做瑜伽和普拉提？

这两种运动都可以在家里进行。但如果从未参加过瑜伽或普拉提练习，你可以参加特殊的产前课程，选择一个能对你进行一对一指导的教练。

获益 与其他运动方式一样，这两种运动方式可以帮助你维持健康的体重，改善睡眠，缓解压力，改善循环和消化，加速产程进展，还能促进体内内啡肽的产生。内啡肽是一种能使你情绪高涨、减轻疼痛的激素。这两种运动还能增强肌肉的力量以支持胎儿逐渐增长的体重。站立体位通过增强背部和腹部肌肉的力量，能提高躯体的平衡性。

为什么选择瑜伽？ 近期的一项研究发现，孕期进行瑜伽锻炼的孕妇发生妊娠高血压和早产的风险降低。同时，瑜伽还能帮助你掌握专注呼吸的技巧，这在产程中将很有用。

为什么选择普拉提？ 普拉提和骨盆底锻炼（见30～31页）不仅能加强躯体肌肉力量，还可以改善姿势和循环，因此在孕期进行普拉提练习十分必要。强健的肌肉能使你在孕期和分娩过程中感到舒适。这些运动也有助于你在分娩时保持专注性和灵活性。

你的骨盆底

多层肌肉和筋膜共同封闭骨盆出口构成骨盆底，为子宫、直肠和膀胱提供支撑。锻炼骨盆底肌肉的力量，加强自己对肌肉的控制能力，能帮助肌肉在产程中充分放松。

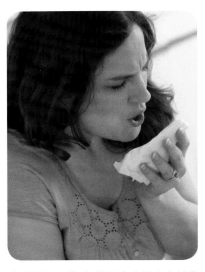

咳嗽和打喷嚏 如果骨盆底肌肉力量薄弱，即使这些小动作都能使你的骨盆底功能受损。

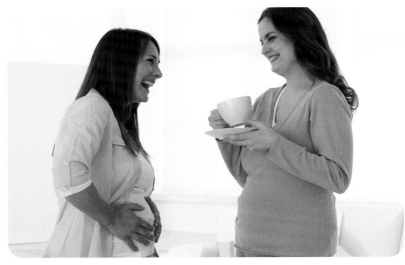

大笑 由于增大的子宫对骨盆底产生的巨大压力，孕期大笑时出现少量溢尿是十分正常的现象。如果规律地进行骨盆底肌肉锻炼的话，这种现象在产后会很快消失。

锻炼技巧

在锻炼骨盆底肌肉的过程中，记住要试着"向上提"和"向内收缩"，而不要向下用力。你可以把双手放在腹部和臀部上，在锻炼过程中确保你能感觉到腹部、大腿内侧肌肉以及臀部的运动。

慢速练习 这是第一种骨盆底锻炼方式，可以锻炼两种类型的骨盆底肌。缓慢收缩骨盆底肌肉，当升高至顶点时坚持5秒钟再逐渐放松。坐在硬椅上锻炼能让你明显地感觉到提升、下降，从而更容易掌握。每

天锻炼数次，直到你每次能坚持15秒钟。假如一开始你坚持不到顶点，就重新再试一次。你还可以躺着做以减少重力对你的影响。

快速练习 这是第二种锻炼方式，要

求尽可能快速地收缩、放松骨盆底肌肉，并重复30次。

组合练习 两次慢速练习加两次快速练习为一组，每次练习之间可休息几分钟。重要的是每天要做多组练习。

为什么骨盆底如此重要？

随着孕期的进展，胎儿及其附属物的重量逐渐增加，将对你的骨盆底肌肉产生巨大的压力。

利于分娩 有证据显示强大的骨盆底肌肉可以加速产程进展，并且能促进产后恢复。事实上，即便你采用了硬膜外麻醉镇痛，强健的骨盆底肌肉也可以帮助你提高第二产程（见114~115页）中用力的效率。

分娩后 锻炼骨盆底肌肉是极其必要的，可以帮助你预防一些问题的发生。强健的骨盆底可以避免压力性尿失禁（表现为在咳嗽或大笑后少量溢尿），更关键的是还可以降低子宫脱入阴道等脱垂的风险。

应避免的事 在锻炼骨盆底肌肉的过程中，请记住以下几点：不要屏气（锻炼过程中你应该保持能够说话的状态）；不要收缩腹部、大腿内侧和臀部肌肉；不要夹紧双腿。这些听起来可能很难，但是由于超重、激素水平改变、高龄和腹部手术都可能对骨盆底产生影响，所以坚持不懈地做骨盆底锻炼是很有意义的。

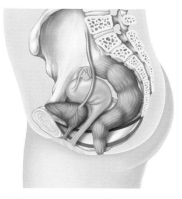

骨盆底肌肉 妊娠和分娩都不可避免地对支持你盆腔脏器的骨盆底组织和肌肉（图中标注紫色处）产生影响。

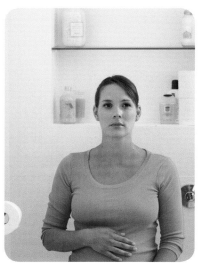

感受不同 锻炼之前应排空膀胱。如果锻炼之后又出现尿意，说明你的动作是正确的。有人说"如果排尿中途突然停住可以感受到骨盆底肌肉的位置"，但请不要尝试这样做，这个动作有可能使尿液返流入膀胱而诱发感染。

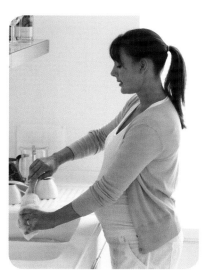

随时随地锻炼 骨盆底功能练习又名Kegels练习，诞生于1940年，可以随时随地进行而不受限制。你可以养成习惯，在做洗涤餐具等家务的同时做几组这项练习。当你看电视或坐着的时候也别忘了做一做。

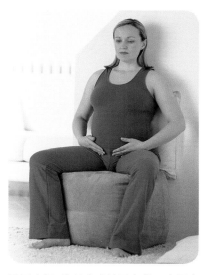

不要忘记 为骨盆底练习安排一个固定的时间有利于你持之以恒，你还可以将骨盆底练习与瑜伽和伸展运动结合起来。即使你每天只能坚持做几次骨盆底练习，也将使你在产程及未来的生活中获益。

良好的睡眠

良好的睡眠变得越来越像一件奢侈品，尤其是在妊娠后期；但即便如此，你仍应尽可能多休息。良好的睡眠不仅可以改善情绪和全身的能量水平，还能使你更有精力应对产程。

孕早期感觉疲惫

怀孕早期，你的身体正忙于应对胎儿的生长发育并形成胎盘，自然会感觉疲惫。

新的生命 在怀孕早期，由于你的机体正在进行自我调整，以适应身体和情绪的需求，因此感到疲劳是很正常的。别忘了，你要在短短9个多月的时间里孕育出新生命，你的身体正努力为这个过程供应营养。

慢下来 感觉疲惫其实是身体正在提醒你放慢速度。理想的状态是每天至少睡8小时。如果你习惯熬夜、吃夜宵或夜生活丰富的话，那么你需要改变了。

充分饮水 如果减少了咖啡和可乐的摄入，你也会感到疲惫不堪，这是由于失去咖啡因的刺激。另外也可能是因为饮水不足，所以请确保每天至少喝8杯水。

越来越好 一旦进入孕中期，孕早期的疲惫感便会消退，你的能量状态将发生戏剧性的变化。

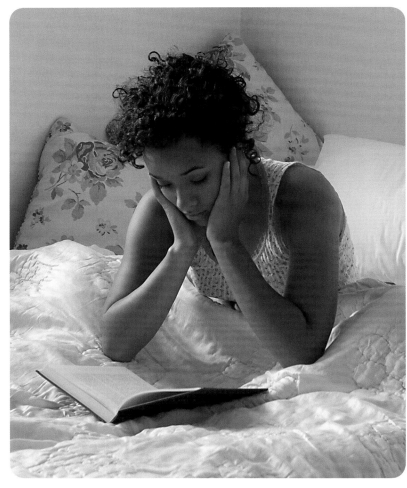

睡前放松一下 即使睡不着，休息对孕期也十分重要。试着早一点上床，放松心情直到渐入梦乡。睡眠环境特别重要，你需要的是安静的卧室、适宜的温度和一张舒适的床。

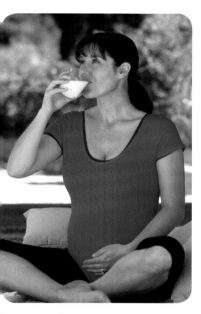

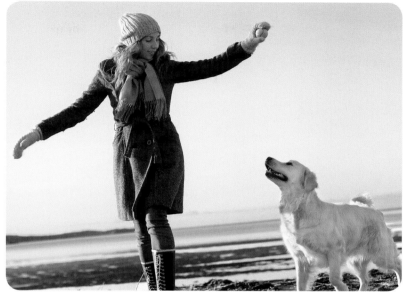

睡前喝一杯牛奶 牛奶、奶制品、鸡蛋和金枪鱼都富含色氨酸，可以帮助睡眠。

规律地锻炼 运动除了能够减压，还能够消耗体力从而使你产生睡意。每天至少运动30分钟，如果条件允许，户外运动更佳。遛狗或当目的地较近的时候步行去而不开车，都是不错的选择。

睡姿

随着孕期的进展，你需要调整睡姿。有些睡姿能够改善睡眠。选择优质坚实的枕头为逐渐增大的腹部提供支撑，可以让你感觉舒服些。

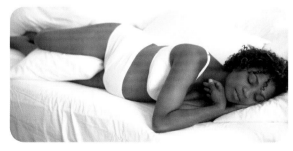

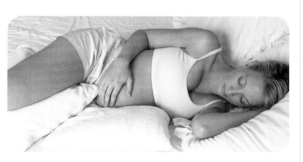

使用枕头 由于腹部会逐渐变大变沉，睡觉时可以在双腿之间放一个枕头以支撑臀部，同时把另一个枕头垫在腰部以缓解局部的压力。随着腹部逐渐增大，你还可以继续做一些调整。

左侧卧位 你会发现孕期向左侧躺着更舒服。左侧卧位可以减轻子宫对主动脉的压迫，而主动脉是为宝宝提供氧气和营养物质的。试着把一个枕头垫在腹部，同时把另一个枕头垫在膝关节及大腿内侧，你会感到更加舒适。

失眠怎么办?

睡眠不佳可导致人感觉沮丧、身体虚弱，尤其是
当你需要充分休息以迎接宝宝到来的时候。

重要的事

一些女性在孕期的梦境
十分生动逼真，专家认
为这可能是源于孕期身
体和情绪的变化。

解决睡眠问题

★ **睡前吃点富含色氨酸的食物**（见33
页）能有个良好的睡眠。

★ **远离咖啡因或其他刺激物** 它们不仅
影响睡眠，还会使你感到烦躁不安。

★ **睡前喝一杯热的洋甘菊茶** 能使你放
松，更易进入梦乡。

★ **确保你不会太热** 你最好自己单独盖
一床被子，当你觉得不舒服时可以
掀开被子又不会弄醒你的爱人。

★ **如果因为烧心难以入睡** 可以试着
把几个枕头垫在一起，然后靠在上
面睡。另外，菠萝可以中和胃酸，
晚餐后吃一片新鲜菠萝也是一个好
方法。

★ **放松** 如果你总是担心自己无法入
睡，那你可能就真的要失眠了。夜
里休息不好的话，的确会让人无精
打采、心情沮丧，但这不是世界末
日，相信不久你便能恢复过来。

★ **尝试做些放松运动** 试着先收缩然后
放松身体的肌肉，可以自下而上，
从脚尖开始，然后是腿部、腹部、
胸部和手臂，最后到面部。

★ **让你的爱人为你按摩一会儿** 可以减
轻那些导致你失眠的压力。

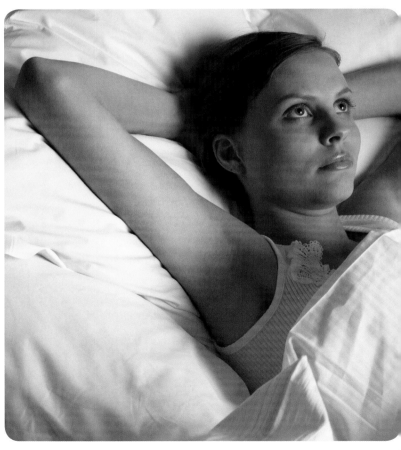

躺下却睡不着 如果你也像许多女性那样出现孕期失眠的症状，请你确保每天能呼吸
到大量的新鲜空气，做适量的运动，摄入能缓慢释放碳水化合物的健康饮食。有些女
性还会出现"不宁腿综合征"，表现为睡觉时双腿不停地运动，如果你也出现类似情
况，可以试着用枕头把双脚垫高。

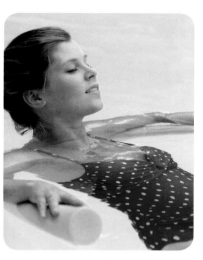 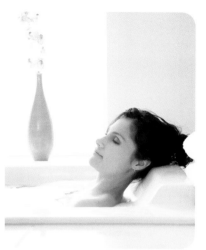 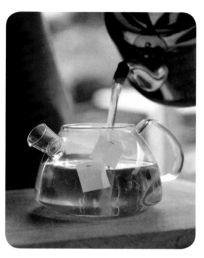

运动助眠 游泳既能使你感到疲倦，同时又能使你放松，还不会对关节产生压力，因此你不会感到后背或其他部位疼痛。

泡澡 睡前泡个热水澡，水温不宜过高，加几滴薰衣草精油，能帮助你安神放松。泡澡时身体可以向后仰，让水的浮力为腹部提供支撑。

洋甘菊茶 如果你躺在床上难以入睡，可以喝一杯热洋甘菊茶，但是不要喝得太多，否则频繁去厕所一样让你无法好好休息。

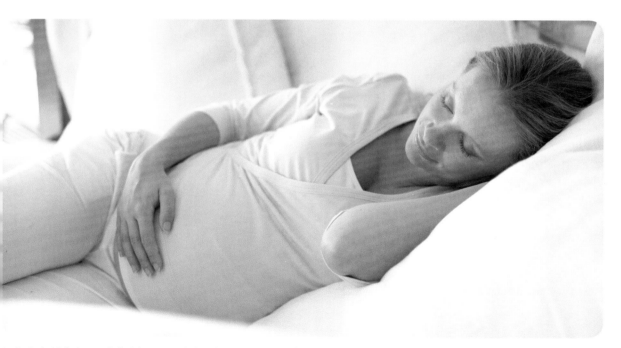

打个盹 如果你夜里没有休息好，可以在白天打个盹。最好的建议就是顺应你身体的需要，觉得疲劳的时候便休息。小睡片刻正是你恢复精力所需要的，有助于你度过一天里剩下的时光。

情绪症状

孕期由于体内激素水平的变化，机体会相应做出调节，由此出现情绪上的剧烈波动一点也不奇怪。除此之外，你的生活也将发生重大变化，情绪不稳、多变，这再正常不过了。

保持平衡状态

控制自己的情绪，在兴高采烈和郁闷沮丧之间找到平衡点。这样即使情绪波动，也不会过于焦虑。以下方法可能对你有所帮助：

★ 请记住 孕期情绪的波动是完全正常的，孕早期和孕晚期尤其常见。

★ 健康规律饮食 能帮你维持稳定的血糖水平，并能改善你的情绪。

★ 充足的睡眠 如果需要，你白天可以小睡片刻。疲劳和虚弱都会使你变得易怒。

★ 锻炼 不仅能使体内释放更多令人感到愉快的激素，还能减轻压力、有助睡眠，这些都能帮你保持良好的情绪状态。

★ 寻求朋友和家人的支持 不要害怕，勇敢地说出自己的感受。

★ 减压 一些女性把怀孕看成一场比赛，总想尽可能做到尽善尽美。其实，怀孕并不是一场竞赛或一个终点，即使你没能提前把每件事都准备好也没什么关系。

★ 偶尔放纵一下食欲 可以改善你的心情，尤其当孕期身体的变化让你感到笨拙的时候。

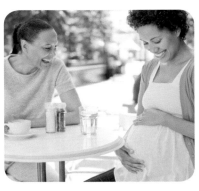

你的情绪 孕期有个常见特点是情绪大起大落，上一秒还兴高采烈，而下一秒会突然没来由地变得情绪低落。享受开心的时刻，并利用这段时间做一些你喜欢的事。

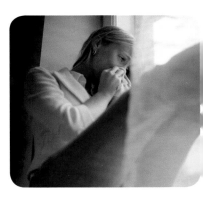

爱哭 虽然不常见，但这种情况在孕期也可能出现。变得爱哭可能是因为体内激素水平的变化，但值得注意的是这也可能是抑郁症的一个症状，因此如果这种情况频繁发作，你需要及时告诉医生。

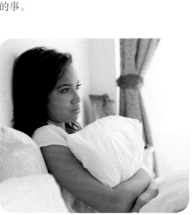

感到郁闷 如果你感到情绪低落，给自己一点时间。当你得到了充分的休息和放松，孕期出现情绪及身体上不适症状的可能会明显减少。

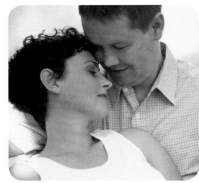

创造交流的机会 焦虑、紧张是孕期夫妻常见的情绪状态，经常与你的爱人交流沟通，有助于减轻压力，缓解紧张焦虑的情绪。

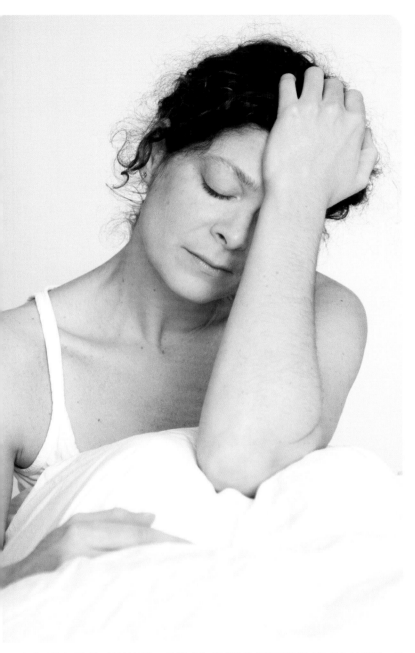

一个常见的问题 长时间的压抑、爱哭或焦虑可能是产前抑郁症（见右）的表现。目前的研究认为，孕期激素的变化及紧张状态可能导致了产前抑郁症的发生。随着越来越多的女性疲于处理工作与怀孕之间的关系，产前抑郁症也越来越常见了。

产前抑郁症

产前抑郁症虽然与常见的产后抑郁症不同，但是产前抑郁症也是可以治疗的。因此不要害怕，请尽可能地寻求帮助。

难以诊断 约25%的女性孕期会出现抑郁的状态，但其中只有一半能被诊断为产前抑郁症。孕期感到沮丧是十分常见的，因此这种状态常被视为暂时情况而难以诊断。尽管如此，意识到这些症状并尽早寻求帮助，有助于你获得相应的支持和处置，缓解你的抑郁状态。

症状 如果你出现以下症状超过两周，有可能是患了产前抑郁症：
★ 入睡困难（或者睡眠过多）。
★ 经常哭泣。
★ 对平时喜欢的活动兴味索然。
★ 感到内疚，常感觉自己没用。
★ 精力差，难以集中注意力。
★ 食欲和正常饮食习惯发生变化。
★ 感觉疲劳或易怒。
★ 感到悲伤和绝望。
★ 与你的爱人、家人和朋友疏远。
★ 产生自杀的念头。

治疗 产前抑郁症有许多种治疗方案（部分抗抑郁药物在孕期使用是安全的）。建议你求助于你的医生。

躯体症状

许多孕妇孕期不会出现任何不适，但妊娠早期由于激素的变化，常出现如晨吐等容易导致孕妇虚弱的症状。尽管大多数症状会自然消失，但采用一些行之有效的方法可以帮助你更轻松地度过孕期。

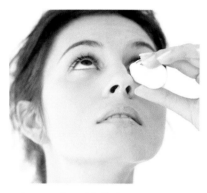

眼部问题 由于孕期体内男性激素（雄激素）水平降低，你可能会感觉眼部比平时干燥，或者出现对光线敏感、瘙痒以及多泪等症状。如果你平时喜欢戴隐形眼镜，可能需要换成框架眼镜或者请医生开具滴眼药物。

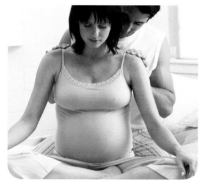

背部疼痛 胎儿渐增的重量与你逐渐松弛的韧带共同导致背部疼痛的发生，尤其是腰背部。良好的姿势可以保持脊柱的正常状态。另外，定期按摩可以帮你缓解肌肉紧张，减轻不适。

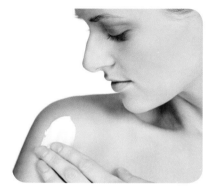

皮肤改变 孕期你的皮肤可能出现斑点，或变得干燥、粗糙。一旦妊娠结束，这种情况将逐渐恢复正常，你可以多饮水并使用温和的保湿护肤品。

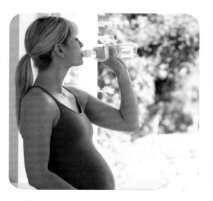

头痛和便秘 每天喝足够的水有助于预防头痛和便秘的发生。孕期你身体对水的需求量将明显增加，因此，别忘了每天在包里放一瓶水。

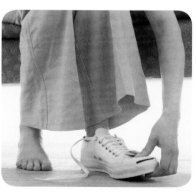

水肿 由于水分在体内的蓄积，孕期你会出现水肿，尤其是腿部和双足。你可以尽可能多地抬高双腿，以缓解这种情况。

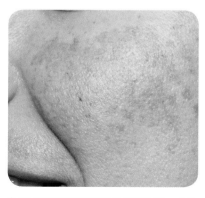

色斑 可能出现在妊娠的任何阶段，会给部分女性带来心理困扰。孕期你要注意防晒。请放心，当宝宝出生后这些色斑都能消退。

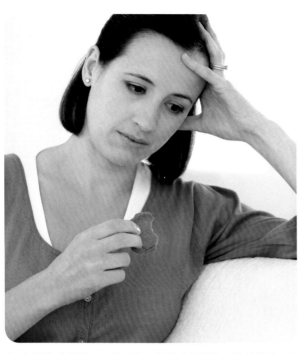

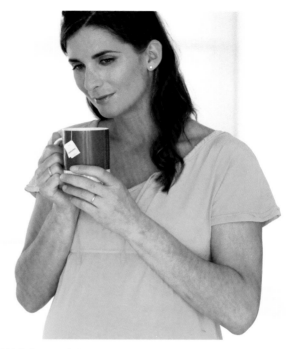

姜 如果你感觉恶心，可以吃一些姜（新鲜的、腌制的甚至是做成饼干的）来减轻胃部不适。少食多餐有助于维持血糖稳定，使你感觉好一些。

洋甘菊茶 可以直接作用于你的消化系统从而减轻恶心的症状。另外，如果你同时伴有呕吐，喝洋甘菊茶还能预防身体缺水。体内维生素B_6缺乏也可能加重恶心的症状，因此你还可以补充一些维生素B_6（见下）。

应对晨吐

晨吐主要发生在早晨，随后会明显好转。晨吐可能算是孕期最容易导致孕妇虚弱的症状之一了。对大多数女性而言，孕早期时症状最重，随着体内激素水平的稳定会逐渐好转。下面为你介绍一些减轻晨吐症状的方法：

★ 饥饿时的低血糖水平常常会导致症状加重，因此少食多餐可以维持血糖的稳定，从而缓解症状。

★ 大多数情况下，饼干对减轻恶心有一定帮助。

★ 喝大量的水。如果你频繁呕吐，并导致脱水，也可能加重恶心的症状。

★ 早晨醒来不等起床就先吃一点东西。

★ 拒绝油腻或垃圾食物，这些食物会加重症状。

★ 买一个防晕动症的腕带，把它戴在手腕上，使腕带上的塑料按钮能按压在手腕内侧的穴位上。许多女性感觉这种方法对于减轻恶心和呕吐的症状十分有效。

★ 保证充足而规律的睡眠会让你感觉明显不一样。

★ 穿着舒适的衣服，如果颈部或腹部过紧会加重你的症状。

★ 补充维生素B_6。研究已证实许多晨吐与体内维生素B_6不足有关。

可以每天口服50毫克维生素B_6或适当增加富含维生素B_6食物的摄入，如家禽、猪肉、鸡蛋、全麦谷物、牛奶和豆类等。

★ 随着体内激素水平的稳定，大多数女性会在孕早期结束之后症状明显好转。

★ 如果你的症状始终十分严重且没有改善，你会变得很虚弱。这时医生会为你开具一些镇吐药物，这些药物可以暂时缓解恶心的症状。

何时去医院就诊

虽然孕期出现的阵痛和各种不适是很常见的，但如果这些症状持续存在，你就需要就诊了。

重要提示

孕期出现各种疼痛并不少见，但如果你自觉突发疼痛或程度十分剧烈，应马上就诊，不要延误。

如果你有以下情况，应去医院就诊

★ **任何疾病持续超过48小时** 包括呕吐、腹泻甚至感冒、流感等。

★ 出现发热。

★ 出现视物异常或剧烈头痛。

★ 胎动停止。

★ **感到焦虑** 同时伴有心跳加快、呼吸急促。

★ 排出粉色、灰色或鲜红色的凝血块。

★ 突然出现双手或面部水肿。

★ **出现严重腹痛** 如刺痛或绞痛。

★ 出现呼吸困难或胸痛。

★ 出现尿痛。

★ 出现严重的皮肤瘙痒。

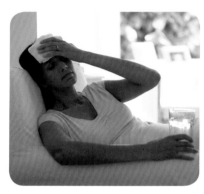

频繁或严重的头痛 你需要立刻就诊，这些症状可能是严重合并症的征兆，如子痫前期。

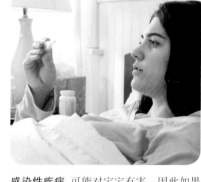

感染性疾病 可能对宝宝有害，因此如果你感觉不适或已经患感染性疾病，请立刻向医生求助。

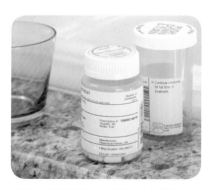

药物 如果你孕前正在服用某种药物，请告诉医生，因为怀孕后可能需要对药物进行调整。

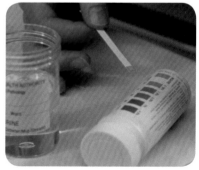

妊娠期糖尿病 如果你具有患妊娠期糖尿病（见58页）的高危因素，你在每次产前检查时都需要化验尿糖。

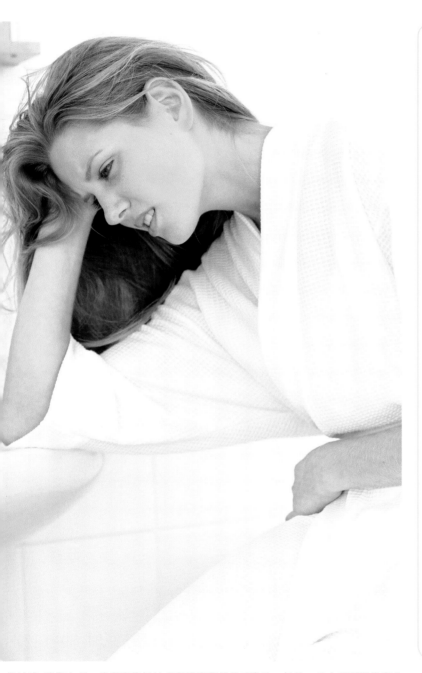

轻绞痛 孕期出现一些程度较轻的痉挛性腹痛是很正常的，但是一旦出现严重绞痛或尖锐的刺痛，你应马上就诊，尤其是当腹痛的同时还伴有阴道出血的时候。

异位妊娠

是由于受精卵着床于输卵管所致，这种妊娠胎儿是不能存活的，严重者孕妇有生命危险，因此一旦确诊应立即进行医疗干预。

这是怎么回事？ 目前认为是受精卵在输卵管中运输时"被困住了"，受精卵会在输卵管中继续发育，因此有可能导致输卵管的严重损坏甚至破裂。如果妊娠试验阳性后又转为阴性，则有可能是异位妊娠。

临床症状
★ 一侧腹痛。
★ 肩痛：异位妊娠的典型症状，主要发生在肩部和手臂交界处，可能是由于呼吸时腹腔内出血刺激横膈膜所致。
★ 肠绞痛或尿痛。
★ 出现轻微头晕或昏厥。
★ 月经周期异常，伴有少量深色或水样的阴道出血。

诊断 由于症状可能于受精后3~12周甚至更晚时出现，而且症状常不特异，因此诊断有一定困难。

怎么办？ 如果你已明确怀孕又出现上述的任何一种症状，你需要立刻就诊。

41

平衡怀孕和工作

无论你多么热爱你的工作，怀孕之后也需要把脚步放慢一些。在工作和家庭生活中找到健康的平衡点非常重要。

工作中的危害

大多数工作和工作环境对于孕妇是安全的。尽管如此，了解工作中可能对你和宝宝产生的潜在风险十分重要。你需要避免：

★ 狭窄的工作环境。

★ 与动物接触的工作 动物的排泄物、尸体和生存环境中都可能含有大肠杆菌、兔热病、弓形虫病、组织胞浆菌病以及其他致病微生物。

★ 化学物质 诸如应用于医疗、牙科或制药，以及绘画、清洁、农业、干洗、园艺、杀虫、地毯清洗等领域的化学物质。接触之前请先确认它们的安全性。

★ 食品危害 生食可能导致你感染李斯特菌、大肠杆菌和沙门氏菌。

★ 负重。

★ 长时间站立或久坐。

★ 湿滑的地面。

★ 辐射 例如需要反复暴露于X射线中。

★ 病毒的危害 特别是医院，甚至是儿童保健中心，在这些环境里你可能接触到病毒，包括如风疹病毒等致畸性病毒，这些病毒可能对你的宝宝造成损害。

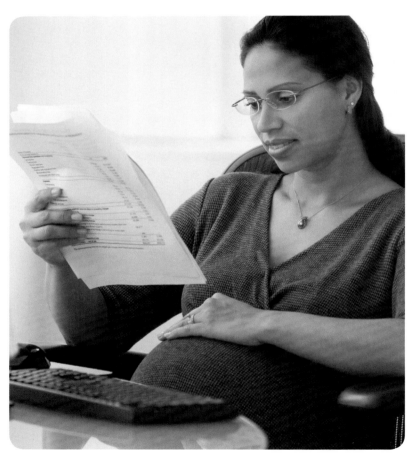

你的权利 法律严格规定了你在孕期和产期所享有的权利。不妨充分了解一下你所享有的权益。最重要的是要记住，怀孕并不会使你无法胜任工作，因此不能成为被解雇的理由。

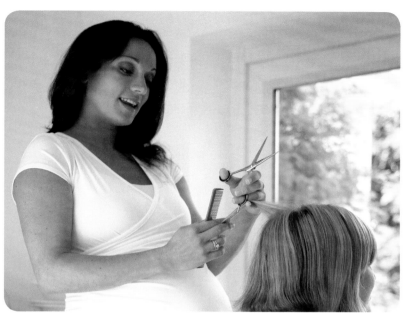

享受每一天 如果你从事的工作压力大或是需要长时间站立，请定时休息。如果你能合理利用午休的时间为迎接宝宝的到来做准备的话，你会感觉事情的进展更加有序。

慢慢来

不妨放慢急匆匆的脚步，休息和放松有助于保持良好的状态，也能控制对你有潜在风险的压力。

为自己充电 如果条件允许，可以缩短工作时间，或者偶尔给自己放个假。但要确保工作进度不受影响，并且不需要特殊的照顾。要知道别人对你的态度很大程度上取决于你的表现。

有序地工作 工作过程中做好充分的准备。在办公室准备一双舒适的鞋子，吃点健康的零食，饮用足量的水。把手头的工作记录下来，以防万一需要提前与同事交接。

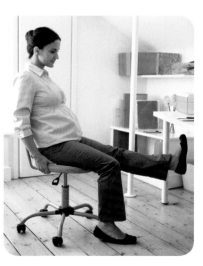

让自己舒服点 抽时间做一些伸展运动，尽可能多地抬高双腿。这样不仅可以预防水肿，还能使你感觉舒服和放松。

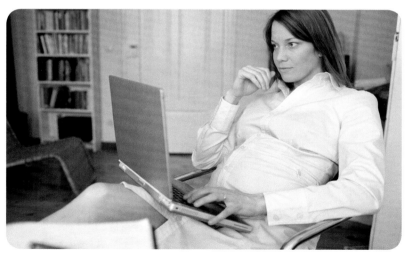

健康的平衡状态 如果你习惯把工作带回家或是让工作占据你大部分生活的话，该做一些改变了。宝宝降生之后，这种工作方式就不再适宜了，因此你要摸索出一种更健康的、能平衡工作与生活的模式。在怀孕伊始，与雇主明确今后的工作要求，告诉他你认为自己能完成的工作，则不失为一个好主意。

你身体的变化

你也许不会相信，你的身体真的能够为了适合孕育新生命而在短短9个月的时间里进行自我调整。由于需要为分娩和喂养宝宝做准备，因此在这段时间里，你的身体除了外形还会有其他一系列巨大的变化。

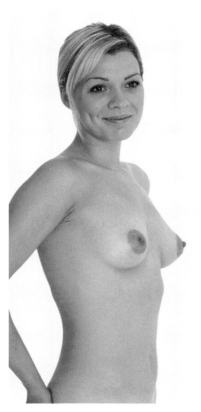 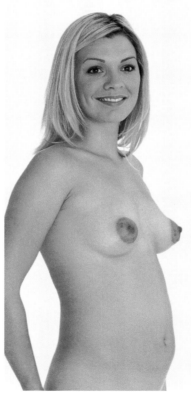 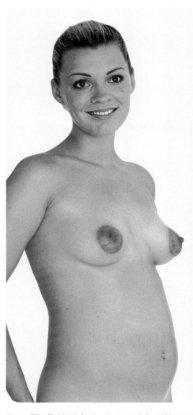

孕8周 尽管部分女性表示腹围有所增加，但其实在孕8周时，你的外形还不会有明显的变化。你的乳房可能变得柔软，你也可能会恶心、尿频、常有饥饿感以及阴道分泌物增加，还可能出现轻微的类似痛经一样的腹痛。

孕16周 由于胎盘已经开始分泌孕期相关激素，你的情绪将逐渐稳定，晨吐症状也逐渐消失。由于体内血容量增加，你的心率可能会比孕前增快一些。你的乳房会增大，变得更软，且有胀满感。

孕20周 你的子宫此时已经增大到接近肚脐，能从外形上看出来了。你可能开始感到胎动。由于肾脏血流量增多，此时常出现尿频。你会感到乳房更加胀满，乳晕颜色变深，这时你就需要购买孕妇专用的文胸了。

孕期增重

孕期无论你是否健康或吃得是否好，你的体重都会增长。体重增加在孕期是值得鼓励的。大多数女性在这9个月的时间里平均增重10~12.5千克。

★ 孕早期通常增重1.8千克，孕中期为6.4千克，孕晚期会大约增重4.6千克。但这些都只是平均数，孕期增重多少还取决于你的孕前体重和胎儿的大小。双胎妊娠的孕妇能增重18.2~22.7千克。

★ 孕期增加的体重包括胎儿、胎盘、额外的水分、增加的血容量、羊水、子宫、贮存的脂肪以及增大的乳房组织的重量。

★ 最重要的是吃得好，做一些柔和的运动。

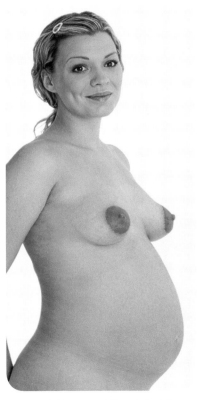

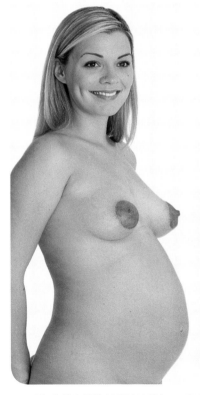

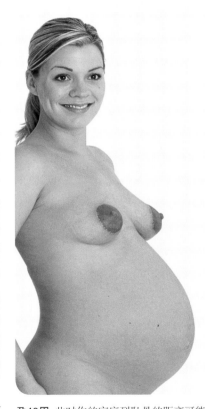

孕28周 当你进入孕晚期，会发生背痛、水肿和睡眠困难等情况。你的腹围也会迅速增大。当你把手放在腹部，便可以感觉到宝宝的运动，甚至能感觉到他在踢腿。随着分娩的临近，你的关节也将变得松弛。

孕32周 你的腹部将极明显地隆起，还可能出现腹黑线（见46页）和妊娠斑。此外，你还有可能感觉很不舒服，如易疲劳、入睡困难等。随着胎儿逐渐入盆，你会感觉呼吸变得顺畅了，但可能再次出现尿频的症状。

孕40周 此时你的宫底到耻骨的距离可能达到40厘米。你可能出现更加频繁的痛性宫缩。由于临产前宫颈开始扩张，宫口预防逆行感染的黏液栓随之排出，即出现"见红"。

身体的变化

随着孕期的进展，身体的变化越来越明显，你需要添置新衣服以适应逐渐增大的腹围。孕中期后应改用专为孕妇设计的文胸，并且要定期更换。

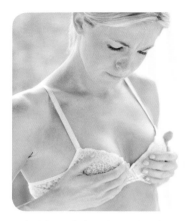

乳房增大 这常常是早孕的首发症状。除此之外，你的乳头会增大，颜色也会变深，还有可能出现蒙氏结节（乳晕上散在的白色小隆起）。

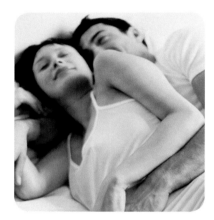

性欲 在很大程度上受体内激素水平的影响，可能会出现波动，性欲或增强或减弱。你可能感到欲求强烈，也可能会因为疲倦而没有一丝念头。

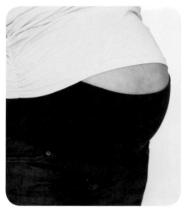

腹部 尽管大多数孕妇通常在孕16周后腹部才隆起，但其实腹围从孕8周之后便开始增大了。要提醒自己，为了孕育新生命，这些变化都是值得的。

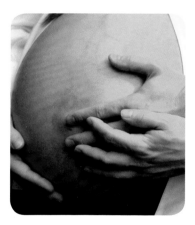

腹黑线 这是一条纵行于脐耻之间的黑线。它的成因与孕期乳晕颜色变深相同，产后会自然消失。

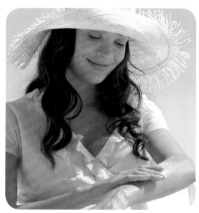

皮肤敏感 你会发觉皮肤对阳光更加敏感，容易出现斑点或被晒伤。因此孕期需要持续做好保湿和防晒工作。

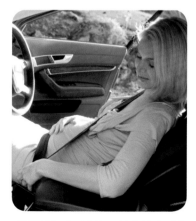

感到笨拙 毫无疑问，孕期你会时常感到行动不便，你要学会适应这种腹围渐增、平衡力下降的状态。

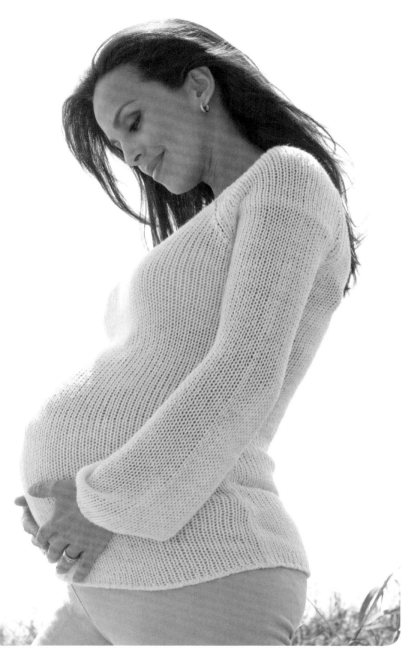

容光焕发 怀孕的愉悦之一便是从你身上散发出来的"光芒",这在孕中期时尤其明显。你的皮肤会变得光彩照人,头发也更加浓密。但与此同时也会有一些令你不太愉快的变化。

准妈妈的衣橱

毫无疑问,尽管你可以凑合使用现有的东西,但仍要添置一些妊娠和分娩的必需品。

★ 孕妇装是专为孕期逐渐增大的腹围设计的,普通的大号衣服可能在不适宜的部位过紧或过松。

★ 刚开始可以少买一点,之后再按照自己的需要慢慢添置,一套孕妇装至少可以穿4~5个月。

★ 买两件高质量的孕妇文胸以适应逐渐增大的胸围。但随着孕期的进展,不久之后可能要买更大尺码的文胸。

★ 欣然接受朋友或亲戚送给你的孕妇装,如果这些服装不符合上班时的着装要求,你可以在家穿,这样能为你省出钱来置办上班时穿的衣服。

★ 你还可以添置一条"托腹带"。随着腰围的增大,托腹带可用来填充腹部与衬衫或长裤之间的空隙。

★ 上班时的着装可以选择一些素色、简约又轻便的外衣,搭配丝巾或首饰。

★ 别忘了鞋子。怀孕后你的身体重心会发生变化,随着体重的增加,穿高跟鞋会让你感到不适,而且也比较危险,请改穿平底鞋或低跟鞋。

★ 最后请记住,即使不再苗条,得体、舒适的穿着同样能让你保持自信。

渐渐长大的宝宝

从受精的那一刻起，宝宝就开始以惊人的速度生长了。事实上，整个孕期他几乎一天一个样。记录宝宝的发育过程会让你的孕期充满惊喜。

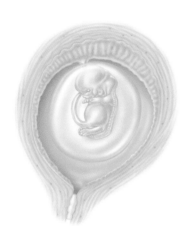

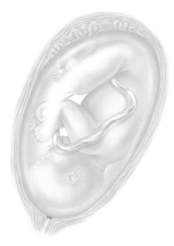

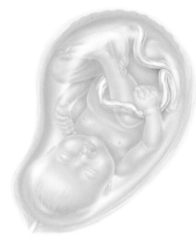

孕早期（图为孕8周） 此时宝宝的体积已经是受精卵的10000倍了。宝宝的面部开始形成，皮肤下已经可以看到眼睛了。宝宝的脊柱已经在位，与此同时大脑和骨骼也正在逐渐形成。

孕中期（图为孕27⁺⁶周） 除了肺部仍然充满羊水之外，宝宝的其他器官都已经具备相应功能了。大脑发育到了令人惊讶的水平，肌肉和神经系统也在飞速地发育。

孕晚期（图为孕40周） 尽管宝宝足月后不一定是头位，但他已经为出生做好准备了。在过去的几周里，他的体重以平均每周200克的速度增长着，看上去已经胖乎乎了。

时间轴

从卵细胞在你体内受精的那一刻起，随着胚胎逐渐生长发育成健康、足月的宝宝，你的身体也经历着一系列的变化。

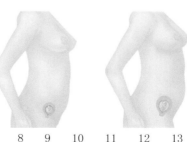

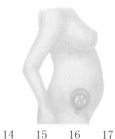

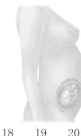

1	2	3	4	5	6	7	8	9	10	11	12	13	14	15	16	17	18	19	20

★孕早期　　　　　　　　　　　　　　　　　　　　　　★孕中期

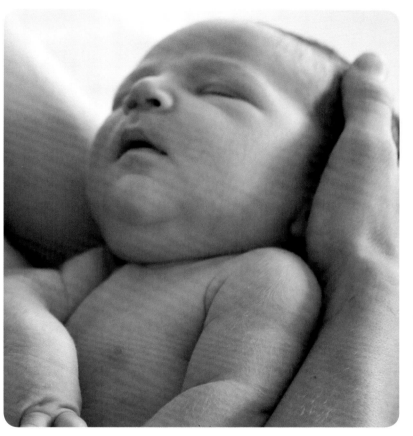

新生儿 他长得可能跟你想象的一样，也可能完全不同，但无论如何，他的出生都意味着一切等待和企盼的终结。如果你足够幸运，你会在看见他第一眼的时候便爱上他；如果没有也不用担心，因为你们还有一生的时间去互相了解。

宝宝会有多大

宝宝在子宫内的生长发育过程充满了戏剧性，子宫的大小并不等同于宝宝的大小，不同的胎位分娩难易程度也有所不同。

平均重量 早孕2周时，宝宝的长度还不足1毫米，但孕早期结束时他已经有10厘米长，45克重了。孕24周时，他的体重增长到650克，身长达到30厘米，几乎相当于一个成年人的足长！孕28周时，宝宝的体重可达到1千克，身长达到35厘米。而仅仅4周之后，他会有1.9千克重，40.5厘米长。此后，他的生长速度会稍微减慢。足月时，宝宝平均能达到3.5千克重，50厘米长。

宝宝的大小 孕36周的时候，医生就能为你估计宝宝的大小了。

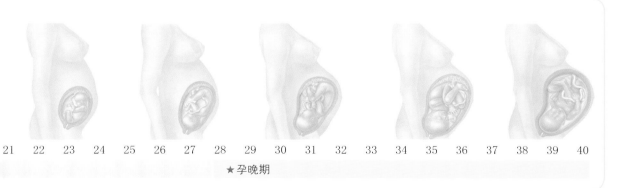

| 21 | 22 | 23 | 24 | 25 | 26 | 27 | 28 | 29 | 30 | 31 | 32 | 33 | 34 | 35 | 36 | 37 | 38 | 39 | 40 |

★ 孕晚期

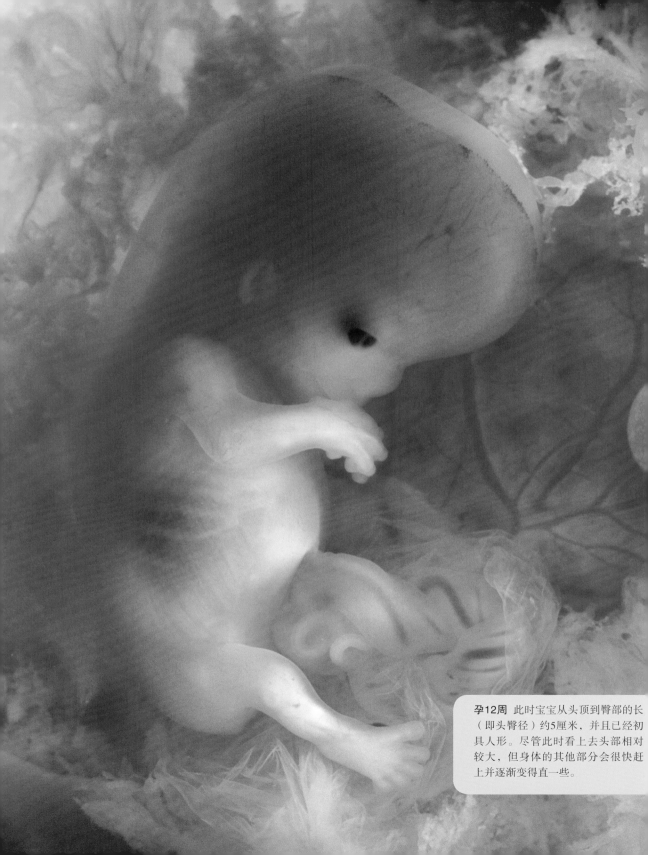

孕12周 此时宝宝从头顶到臀部的长（即头臀径）约5厘米，并且已经初具人形。尽管此时看上去头部相对较大，但身体的其他部分会很快赶上并逐渐变得直一些。

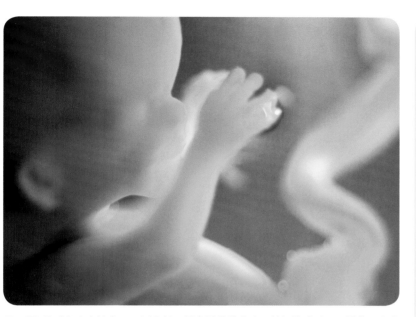

孕15周 此时宝宝大约有9~10厘米长，周身覆盖着毳毛（纤细的胎毛）。尽管现在嘴很大而下巴很小，但面部已经接近人类的外观了。他的鼻梁很矮，双眼依然占据了脸部的绝大部分面积。他常把手覆在脸上，不久后便会开始吸吮大拇指。你将很快感觉到他的运动。

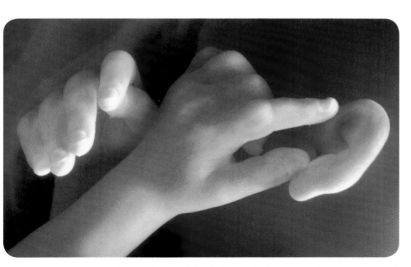

孕19周 宝宝已经度过了快速生长期，生长速度开始减慢。此时从头顶到臀部的长约18厘米，腿部与躯干长度的比例逐渐协调。他开始聆听来自子宫外的声音并对此作出反应。你将感觉到胎动，特别是当你躺下来的时候。

B超检查

第一次B超检查可能会令你震惊，因为你会看到一个鲜活的生命正舒适地在子宫中踢来踢去。

男孩或是女孩？ 孕20周后便能清晰分辨宝宝的性别了。如果你不想提前知道，请在检查前告诉医生。不过，在有些地区是不允许医生透露宝宝性别的。

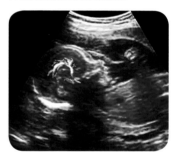

胎儿的模样 在宝宝出生前，你在B超图片上看到的胎儿模样，基本与出生时的模样相符，不会有太多变化。

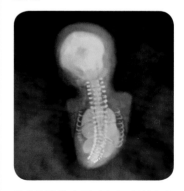

胎儿的脊柱 怀孕4周时，尽管宝宝比一枚大头针的针头还小，但此时脊柱已开始形成。第一次B超检查时你就能清楚地看到他的脊柱了。

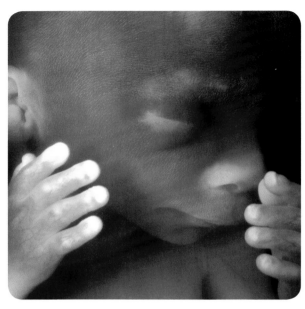

孕21周 到这个时候，宝宝的各种特征已经完全形成，他看起来就像4个月后出生时的缩小版。头发逐渐生长，体内的软骨组织正逐渐变硬。

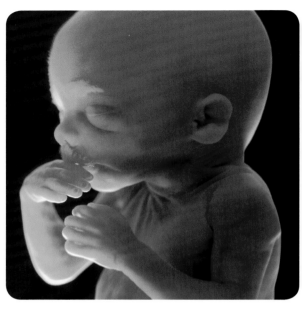

孕24周 宝宝迅速地生长，并慢慢长胖，从头顶到脚趾大约有30厘米长。身体内包括神经、生殖、循环及消化系统都在继续发育。

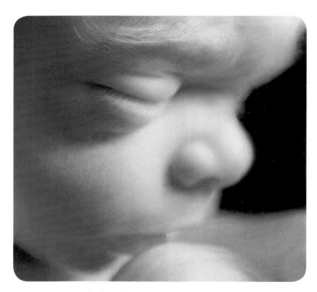

孕27周 宝宝的免疫系统和肺部开始发育，并已经完成脂肪的贮备。如果此时早产，他将有较高的存活机会。

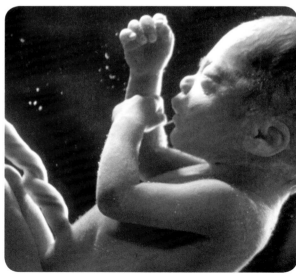

孕37周 此时子宫内的环境会逐渐变得狭窄。他已发育完善，并能像新生儿一样开始吸吮、睡觉、呼吸甚至排尿了。

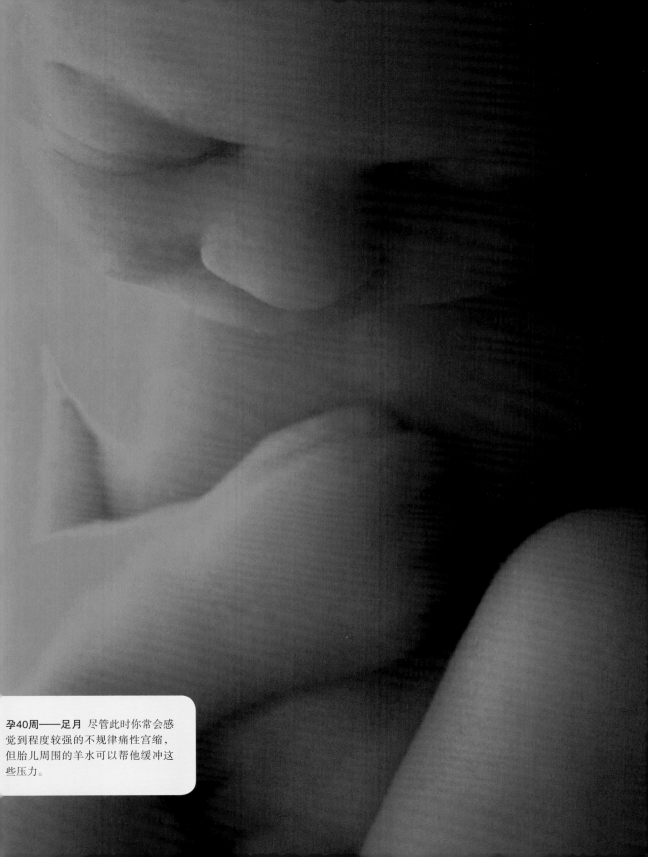

孕40周——足月 尽管此时你常会感
觉到程度较强的不规律痛性宫缩，
但胎儿周围的羊水可以帮他缓冲这
些压力。

B超筛查

第一次B超检查不仅能让你有机会看到宝宝，还能为医生提供相关信息以评估胎儿的健康和生长发育情况。

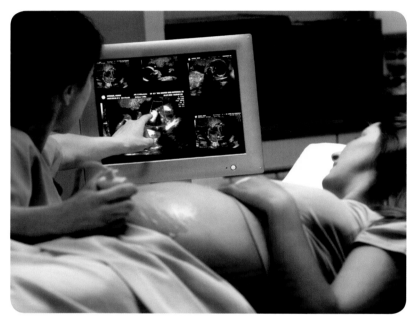

医院　孕10~14周时，医生会为你安排常规B超检查。B超医生将测量宝宝从头顶到臀部的长度，从而核实孕周。同时也会测量宝宝颈后透明组织厚度（NT），NT值可用来估测患唐氏综合征的风险（见56页）。

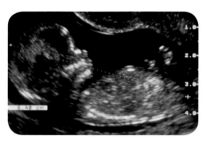

B超筛查　大多数女性孕期要接受两次B超筛查——孕10~14周时（见上）和孕20周时。既往有流产或阴道出血病史的孕妇在孕6~10周时要多进行一次检查。

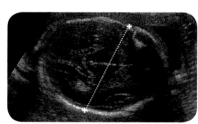

B超核实孕周　B超检查可以通过测量孕10~14周宝宝颅骨的直径来明确其孕周。

B超筛查的重要性

B超筛查是孕期的重要辅助检查手段，它通过分析宝宝在子宫内的情况，来帮助医生在早期发现潜在的问题。

★ 早期B超核实孕周对判断宝宝生长发育与孕周之间是否相符是极为重要的。同时，早期B超还可以检查是否为多胎妊娠，如果是，孕妇需要额外的产前关注。

★ 孕20周时的B超将为宝宝提供一次全面的检查。宝宝的双顶径（头部左右两侧之间最宽部位的长度）、头围、腹围及股骨长度都会被一一测量。B超医生还要察看其是否存在唇腭裂等异常，另外还要检查宝宝的脊柱、心脏、胃、肾脏、腿部、手臂、双手、双足、手指和脚趾等。

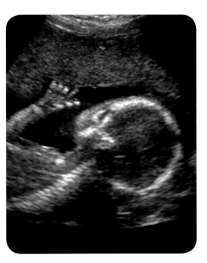

孕20周B超筛查 即所谓的"筛畸B超"，旨在仔细筛查宝宝是否存在畸形。通过这次检查，你能知晓宝宝的性别。B超医生还会为你检查胎盘在子宫里的位置。

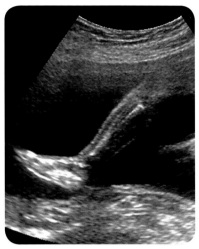

检查 孕20周的B超筛查将全面检查宝宝的腿部、手臂、双手、双足、手指和脚趾等。你能看到宝宝的骨骼和许多器官。B超医生也会检查宝宝从肾脏至膀胱的泌尿情况。

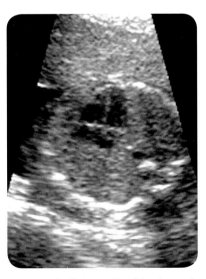

宝宝的心脏 检查宝宝的双侧心房、心室径线是否一致。随着心跳，你能看到他心脏瓣膜的开闭以及回流入心脏及由心脏泵出的血流。

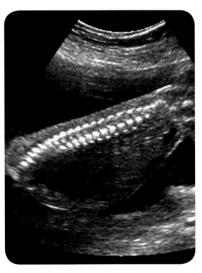

宝宝的脊柱 B超医生会在这次B超中为宝宝做仔细检查，包括长度和各个横断面。同时还能明确宝宝的脊柱是否笔直，其末端覆盖的皮肤是否完整。

3D B超检查

大多数医院只能为孕妇提供2D黑白B超检查，有些医院则能提供详细的3D图像。

3D B超检查 一种先进的检查方法，可以提供胎儿及其骨骼、器官的三维影像，使你能观察得更加细致。有些医院把这种检查方法应用于促进妈妈与胎儿早期纽带关系的建立，但其实它在唇腭裂等畸形检查方面准确性也很高。

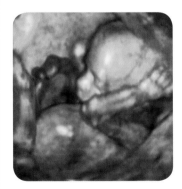

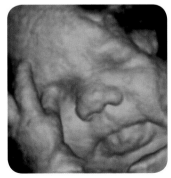

4D B超检查 是运动的3D图像，可以看到宝宝的动作，是他的第一部"故事片"。

筛查化验

整个孕期，你要进行许多化验检查以确保你和宝宝的健康。有些化验是可选的，医生会就你是否需要做这些化验进行评估和讨论。

重要的事

首次及之后的每次产前检查都要测量血压。血压过高或过低都需要密切监测。

你需要进行的化验

以下几种血液检查是你要进行的：

★ 血型。

★ Rh血型（你可能是阳性或者阴性）。

★ 人类免疫缺陷病毒。

★ 血红蛋白及铁蛋白水平。

★ 乙型病毒性肝炎。

★ 风疹病毒免疫情况。

★ 血红细胞异常。

筛查检查：

★ 尿液检查——如果有明确的风险时。

★ 血压。

★ 通过检测体内激素水平，孕11~16周的"三联"或"四联"血液检查可以评估宝宝患脊柱裂或唐氏综合征的风险。你可能还要进行B超NT测量（见右）加血液筛查的联合筛查化验。

诊断性检查：如果筛查化验提示宝宝属于唐氏综合征或其他染色体异常高风险，你需要接受诊断性检查。

★ 绒毛活检（CVS） 即从胎盘部位获取少量绒毛组织，以检测其所携带的遗传信息。

经阴道绒毛活检 于孕11~13周时进行，经宫颈置入细管以获取标本。

经腹绒毛活检 常于孕13周后进行，即经过腹部将穿刺针刺入胎盘。

★ 羊膜腔穿刺（见右）。

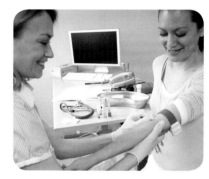

血液检查 常于产前检查时进行，如果你对检查结果有疑问，并且十分担心，可以向医生询问并寻求帮助。

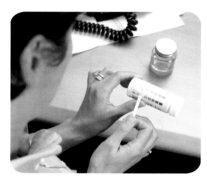

尿液检查 每次产前检查都要化验尿液，以明确是否出现尿蛋白（尿蛋白阳性可能提示子痫前期）或尿路感染。如果有患妊娠期糖尿病（见58页）的风险，你还要化验尿糖和血糖。

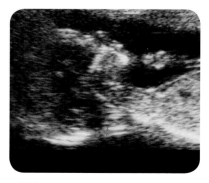

测量宝宝颈后透明组织厚度（NT） 即测量胎儿颈后皮肤下液性区域的厚度，可在孕11~14周时进行。许多患唐氏综合征的宝宝这个区域的液体会增多。

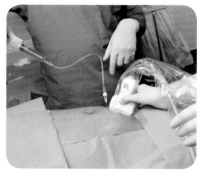

羊膜腔穿刺 需将穿刺针刺入宫腔抽取羊水以进行检查。常于孕14周后进行，主要用于检查如唐氏综合征等先天异常。穿刺后48小时即可得到初步的结果。

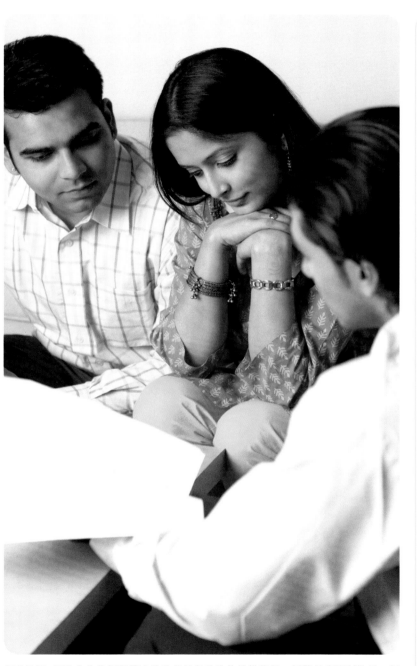

化验结果 医生会为你解释筛查化验的结果并为你提供指导。尽管是非强制性的，但为明确诊断，部分病例仍需接受进一步的产前诊断。

解释化验结果

医生会为你详尽地解释各项化验检查的含义，这样有助于你做出决定。

★ **Rh因子**：如果你是Rh阴性血型，而宝宝是Rh阳性血型，你的体内将产生抗体，再次妊娠的时候会导致胎儿溶血，因此需要注射抗D免疫球蛋白。

★ **人类免疫缺陷病毒/艾滋病**：如果你已感染（或携带病毒），有许多方法可以降低宫内垂直传播的几率。

★ **血红蛋白**：如果红细胞计数少于11，你可能处于贫血状态，需要额外补充铁（见25页）。

★ **乙型病毒性肝炎**：如果你是乙型肝炎患者，需要给宝宝注射疫苗和抗体以保护他的肝脏。

★ **风疹病毒**：如果检查结果提示你对风疹病毒没有免疫力，一旦你接触了风疹患者，请一定告知医生。

★ **性传播疾病**：若梅毒、衣原体等化验呈阳性，你有许多可选的治疗方案，例如注射抗体等。

★ **NT测量**：通常孕11周时NT约2毫米，孕13周时可达到2.8毫米。NT值增高并不一定意味着有异常，你可能需要进一步做绒毛活检或羊膜腔穿刺。

★ **绒毛活检**：绒毛活检的结果提示宝宝是否存在染色体畸形。如果不确诊，还可以通过做羊膜腔穿刺再次确认。

★ **羊膜腔穿刺**：检查结果将提示宝宝是否存在染色体畸形。

高危妊娠

有些女性孕期患妊娠合并症的风险比较高，因此整个孕期需要专家为其提供产前保健。如果你也是这种情况，请不要惊慌，听从医生的建议，你最终会孕育出一个健康的宝宝。

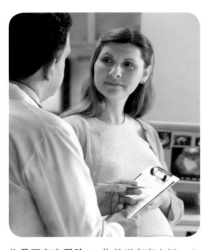

你是否存在风险？ 你是否有高血压、心脏病、糖尿病、肾病以及自身免疫性疾病、癌症等可能导致妊娠合并症的情况？良好的产前保健能帮助你早期诊断并治疗合并症。

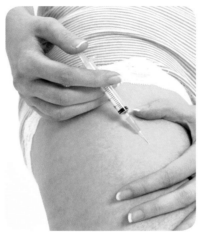

妊娠期糖尿病 因孕期相关激素阻断了胰岛素的正常作用所致。请按照医生的指导进行饮食调整，如果这样仍不能控制血糖，你可能需要注射胰岛素或口服降糖药物。

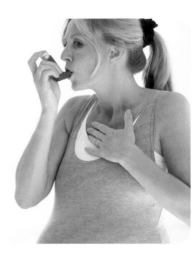

哮喘 许多患哮喘的女性在孕期病情会发生变化。继续用药有助于预防宝宝缺氧，但你可能需要调整用药的剂量。

其他问题

此外，还有一些情况可能是孕前即存在的或是在孕期会加重的，它们有可能对你和宝宝的健康产生潜在的影响。这些情况包括：

超重 会增加妊娠合并症（如子痫前期、妊娠期糖尿病、产后出血、血栓性疾病和尿路感染）的发生风险，也增加了孕期B超检查和腹部触诊的难度。但孕期不是节食的时候，健康饮食更有利于平衡体重。

体重过低 如果你体重过低，流产的风险会增加；如果你的膳食缺乏营养或营养摄入不足，宝宝的生长发育将受到影响，发生畸形或早产的风险也会增加。你可以在营养专家的帮助下，通过调整饮食来增加体重。

高危因素 一般而言，如果你符合这些情况，即属于高危妊娠：

★ 年龄超过35岁或不足15岁。
★ 多胎妊娠。
★ 患妊娠期糖尿病（见上）。
★ 出现阴道出血或先兆流产。
★ 既往有早产分娩史。
★ 既往曾生育过有先天缺陷的宝宝。

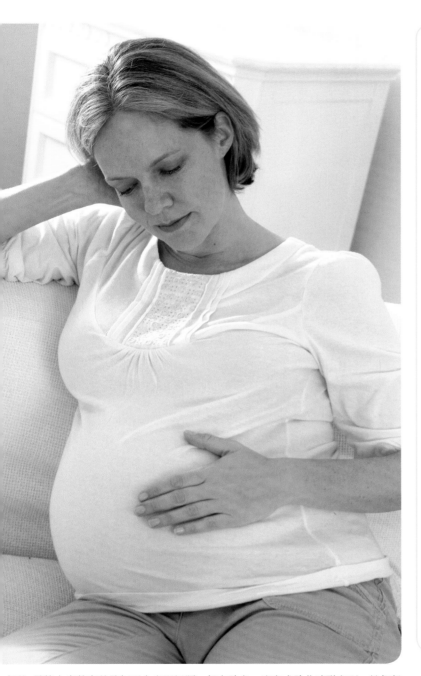

年龄 尽管大多数高龄孕妇不会出现问题，但在胎盘、流产或胎儿畸形方面，她们仍存在较高的风险。由于血压有随着年龄增长而升高的趋势，高龄孕妇在这方面也具有较高的风险。

流产

10次妊娠中约有3次会发生流产。尽管大多数曾有流产史的女性最终都能成功妊娠，但流产依然是一次灾难性的经历。

症状 包括阴道出血（点滴出血或大量流血，其中可能还有凝血块、褐色分泌物或组织物排出）、腹部绞痛、盆腔痛或背痛，恶心等早孕症状消失。有时可能没有任何症状，直到首次常规B超检查时才会发现。

诱因 大多数流产发生在早孕12周内，近一半多的病例是由于精子与卵子结合时遗传物质出现异常所致。其他原因也可能导致流产，如激素水平失衡、免疫异常和李斯特菌感染等。由于卵子质量随年龄的增长而下降，因此高龄孕妇更易发生流产。吸烟、酗酒、多胎妊娠甚至紧张都可能是导致流产的潜在诱因。

治疗 如果你是完全性流产（宫腔内空虚，宫口闭合），虽然需要帮助，但并不需要特殊的治疗。不完全流产意味着宫腔内仍有妊娠组织存在，这些组织必须尽快清除。通常可以通过口服药物促进其排出或是借助于手术清除。

与胎儿沟通

尽管恶心、疲劳等症状会在孕早期消耗掉你的大部分精力，但随着胎儿的生长、胎动的出现，在他出生之前你便与他建立起一种温暖的养育关系了。

给宝宝一点刺激

早在孕8周时，宝宝的皮肤便已出现感觉神经末梢。到孕10周时，宝宝的脑神经细胞连接开始形成，以适应触觉的传递。

★ **花时间了解你的宝宝** 宝宝醒着的时候能感受到许多刺激（见61页）。

★ **大声播放音乐** 不仅可以叫醒宝宝，还能诱发胎动甚至胎心搏动。

★ **侧卧** 可以为增大的子宫提供支持，改变体位还能促进宝宝在子宫内的活动。

★ **喝点甜的冷饮** 也能促进宝宝在子宫内的活动。

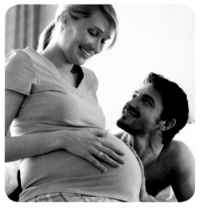

你的爱人 从现在开始他可以与宝宝建立将持续一生的关系了。宝宝出生后便能识别家人的声音，因此孕期应鼓励他多与宝宝聊天。

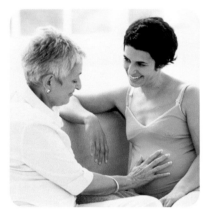

抚摸 新生命降临所带来的快乐与兴奋能感染每一个人，你的朋友、家人都希望有机会感受宝宝在你子宫内越来越多的胎动。

重要的事

研究发现，孕24周以后，在你推动或轻拍腹部的时候，胎心率也会相应地增快。

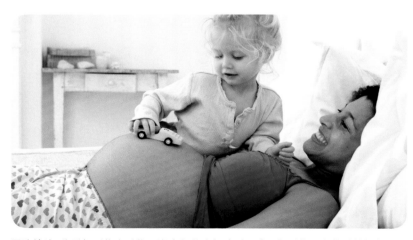

同胞情谊 孩子们可能会对你逐渐隆起的腹部感到困惑，如果能早点鼓励他们与新弟弟或妹妹 "见面" 或 "交谈"，他们更容易接受家中添丁这一情况。

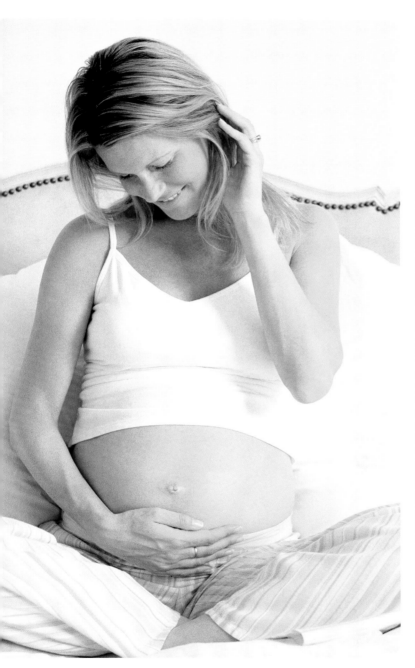

花时间了解你的宝宝 如果你终日忙个不停，频繁规律的运动常能把宝宝哄睡着。当你放松下来或静静待着的时候，他常会醒来。在你静坐说话或触摸腹部时均可能感觉到他的反应。

宝宝的反应

在怀孕早期宝宝就注意到你了，因此一旦你发现他有以下这些表现，就可以开始与他玩耍了。

吵闹的声音 随着宝宝的生长发育，他对刺激的反应会越来越多。孕5个月时他的听力就已经发育良好，对外界的声音或音乐均有反应。他最熟悉你的声音，但也能听到其他人的声音。要知道，你全身的血流、你的心跳都会发出响声，因此宝宝所处的环境是相当吵闹的！

玩游戏 当他在子宫内活动的时候，你可以推他的腿部或肘部来看看他有什么反应。如果你经常这样做，他会逐渐熟悉这个动作，这将是你与他之间的第一个游戏。读书给宝宝听是多早都不为过的，儿童读物的节奏不仅可以抚慰宝宝，还能帮助他理解语言之间的细微差别。

反复唱同一首歌 经常为他哼唱同一首歌，这样就可以在胎动的时候安慰他了。

宝宝的眼睛 孕27周左右，宝宝将睁开双眼并开始有光感。你可以时常让腹部晒晒太阳，即使用手电筒照一照也行。

双胞胎 双胎妊娠的宝宝们已建立起密切的关系，他们会在子宫里动来动去（也许互相拍打或推搡），因此胎动常毫无规律。

第一次胎动

大多数孕妇会在孕4月时初感胎动，经产妇可能会更早一些。感知胎动是一种神奇的体验，它是第一个"活生生"的证据，告诉你胎儿是有生命的，并且正在踢你呢！

宝宝，你在干什么呢？

早在出现胎动之前，宝宝就已经开始活动了。

早孕时 宝宝通过蠕动、翻转等动作来观察周围的新环境。

孕9周 从此时开始，宝宝会打嗝了，并且能够自己活动手臂和腿脚。尽管你感觉不到这些动作，但腹壁有节奏的轻微痉挛就是一个信号，它告诉你宝宝正在打嗝呢。

孕10周 宝宝能举起双手，甚至还能打呵欠。当他再长大一些，你才能感觉到他在踢你。

孕15~20周 你将首次感觉到宝宝在子宫内的活动，就像有一条金鱼在你体内翻转，这就是常说的"胎动"。

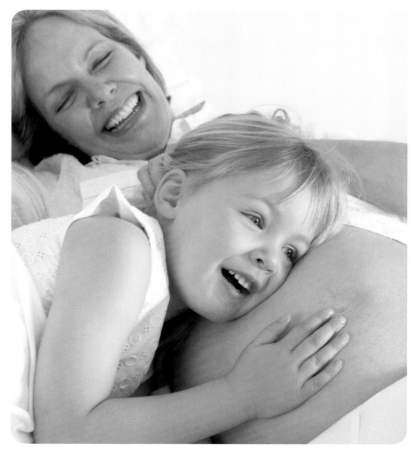

与哥哥姐姐的交流 你的孩子们同样喜欢感受这位家庭新成员的活动。鼓励他们靠近宝宝，当他们感受到宝宝踢腿或打嗝产生的震动时会非常吃惊和愉悦。

宝宝的新花样

很快，你就能通过感觉来分辨宝宝正在干什么了。他是在踢腿、翻跟头、转身，还是让自己舒服地待着呢？

发育中的宝宝 随着孕周增加，宝宝的活动也逐渐增多。大多数胎动发生在夜间，因为你在白天处于运动状态，会像摇篮一样摇晃他，所以他常常处于睡眠状态；而当你停下来放松的时候，他就会醒来。有时候，你甚至会感觉他在你体内翻跟头，而事实上也许他就是这样做的。

孕32周 胎动在这一时期达到高峰。由于子宫内的空间对他来说越来越狭窄，你能更明确地感受到他的活动。当他变换姿势的时候，你甚至能从腹壁上看到他小小的膝盖、头、手肘或双足的轮廓。

孕36周 此时，宝宝开始转为头位，而你会因为肋骨受压而感到刺痛。随着宝宝进一步增大，其活动量会减小，你很难感觉到他对腹壁强有力的踢动或冲撞，取而代之的是一些缓慢的伸展动作。由于宝宝占据了子宫内的绝大部分空间，因此，他睡着的时候你感觉很安静，一旦他醒来，你会感觉到明显而有力的胎动。

孕40周 尽管此时胎儿活动的幅度减小了，但你仍能感到规律的胎动。一旦你感觉12小时内胎动少于10次，务必立刻与医生联系。

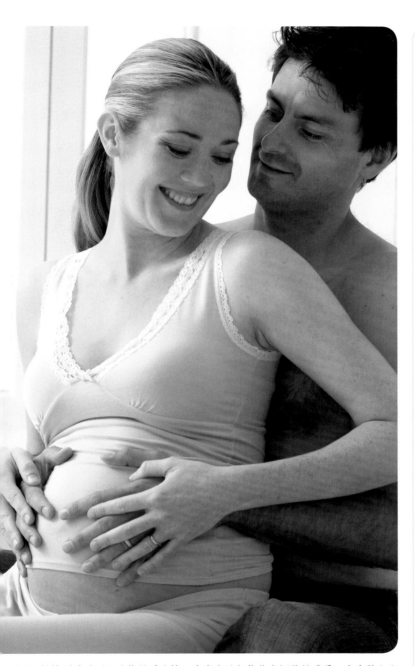

准爸爸 触摸到胎动可以让你的爱人第一次真实地与你分享怀孕的感受。大多数宝宝在夜间或你准备睡觉时反而更加活跃，这个时候你可以紧拥着他，让他享用手与宝宝交流的过程。

多胎妊娠

对你而言，得知自己是多胎妊娠无疑是一个让你震惊的消息，你可能需要一些时间来适应。尽管大多数女性的孕期都能平稳地度过，但多胎妊娠属于高危妊娠，因此需要接受更高水平的产前保健。

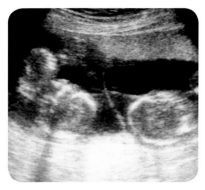

早期B超筛查 通常在孕10~14周做第一次B超检查的时候，你才会知道自己是双胎或三胎妊娠。如果你有双胎妊娠的家族史，那么这种可能性将更大一些。

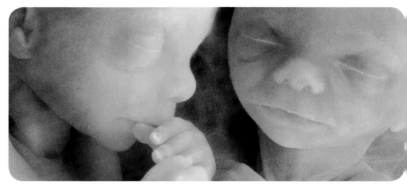

他们是完全相同的吗？ 双胎妊娠有双卵和单卵两种类型。单卵双胎是由一个受精卵分裂而成，较为少见。双卵双胎则是两个卵子分别受精、受精卵又同时植入宫腔。

双胞胎

单卵双胎虽然具有完全相同的遗传信息，但宝宝的生长发育速度却可能不同。这种差异可能是由于他们虽然共用一个胎盘，但是其中一个宝宝获得的营养比另一个多而造成的。

单卵双胎 单卵双胎可以发育成以下3种类型：

★ 双胎共用一个胎盘，但有两个羊膜囊，这种类型即"双羊膜囊单绒毛膜"单卵双胎。

★ 双胎共存于一个羊膜囊内，共用一个胎盘，即所谓"单羊膜囊单绒毛膜"单卵双胎。

★ 双胎各有一个羊膜囊，且各有一个胎盘，即"双羊膜囊双绒毛膜"单卵双胎。

双卵双胎 每个宝宝有自己的羊膜囊和胎盘，这就是"双羊膜囊双绒毛膜"双卵双胎，其实只不过是两次独立的妊娠同时发生罢了。

双胎输血综合征 常发生于共用一个胎盘的单卵双胎，一个宝宝因为供血给另一个宝宝从而血容量减少，而另一个宝宝则会因为受血而血容量过多。这是一种有潜在风险的并发症，但也有相应的治疗方法。

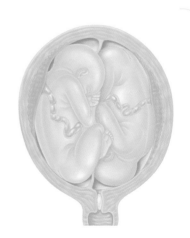

胎位 如上所示，一个宝宝为头位，另一个则为臀位。宝宝总能充分利用宫腔中的可用空间。

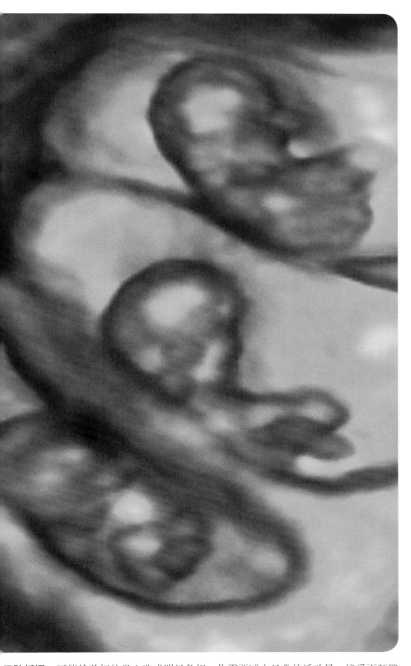

三胎妊娠 可能给孕妇的身心造成明显负担，你需要减少日常的活动量，接受更频繁的B超筛查、化验等产前检查以监测宝宝们是否发育正常。凡事都慢慢来，并要加强营养。

双胎妊娠

双胎或三胎妊娠将使你跻身"高危妊娠"的行列。虽然需要接受额外的产前检查，但有些方法有助于你顺利度过孕期。

多吃点 膳食结构宜新鲜且营养全面，在此基础上每天需要摄入的总热量约为2700卡。

更重的负担 你会比单胎妊娠的孕妇感觉更累，不仅是因为宝宝的体重（见45页），还有你为了孕育双胎或更多宝宝所增加的体重、以及胎盘、羊水的额外重量。背痛、血压升高是十分常见的。尽量抽时间休息，抬高双腿以避免下肢水肿。考虑到早产这个因素，你要尽早停止工作。为了预防自然分娩过程中可能出现的合并症，大多数多胎妊娠都以剖宫产提前结束。

寻求支持 即将成为一对双胞胎的母亲，这一点你需要花点时间来适应。与别的双胎父母交流，制订切合实际的方案（包括花费等），可以用借的方法来凑齐你所需的东西。

做好准备 双胎出生后需要特殊的照顾，因此如果你已经有孩子了，就要提前安排好他们的生活。

母乳喂养是可能的 你可以母乳喂养双胎。在宝宝出生前向母乳喂养咨询师寻求建议，有助于增大母乳喂养成功的机会。你的母乳量是足够喂养两个宝宝的，所以不用担心。

产前课程

在有的地区会有一些产前课程可供选择。参加产前课程是结识其他准妈妈、准爸爸的好方法。这种关系不仅能在孕期为你提供帮助，还能延续到产后。通过课程，你还能了解孕期可能出现的问题，以及如何处理产前、产后可能出现的疼痛和不适等症状。

如何选课程

产前课程的种类繁多，在选择产前课程时，最好选择上课地点距离你的住处较近的。以下建议供你参考：

★ 尽量与预产期接近的准妈妈们参加同一课程，这样有助于产后保持联系。

★ 产前课程通常需要5~6周时间，如果你没时间，可以选择为期一天或半日制的学习班。

★ 参加多门课程可能对你更有帮助。

★ 确保课程有充足的时间提问和讨论。

★ 确保课程能为你提供关于分娩镇痛和分娩姿势的建议。

★ 指导你宝宝出生后如何应对、告诉你在哪些事情上容易犯错误的课程无疑更有用。

★ 无论选择哪种课程，让你感到舒适是很重要的。

★ 如果你居住的地区没有产前课程供你选择，你可以购买一些怀孕、分娩以及育儿方面的书籍，通过阅读来满足需要。

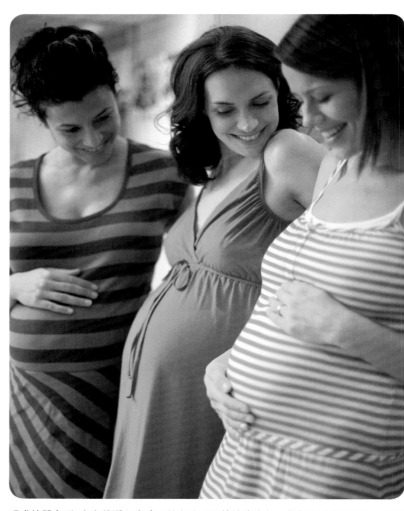

现成的朋友群 在产前课程中建立的友谊可以持续许多年，你们有同龄的孩子，在相同的时期经历相同的事，因此可以互相交流，彼此产生共鸣。

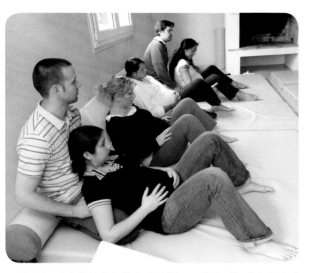

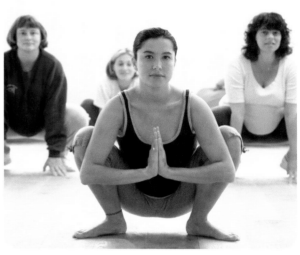

你的爱人 确保他能参与你的产前课程。他也要知道在那个重要的日子里会出现什么情况，结识许多处于同样状态的准爸爸也许能令他感到安心。一门好的课程还能为他提供陪伴分娩时的建议。

活跃的分娩课程 又叫分娩瑜伽。通过这些锻炼和瑜伽动作可以增强身体的力量，从而提前为分娩做准备。你将学会呼吸、放松和改善姿势、循环的方法。这门课程与你选的夫妻课程相配合效果会更好。

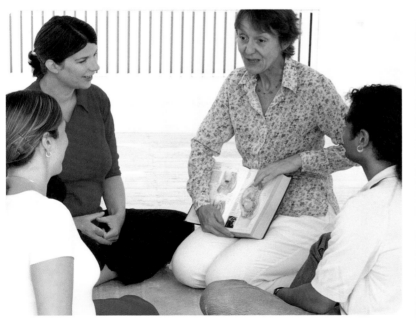

课程类型 产前课程一般由专业人士在健康中心或医院中授课，这种课程的学员都特别多，但却是免费的。私人课程通常规模较小，老师会鼓励学员之间建立友谊，但这种课程常要收取一定的费用。

选哪种课程？

选择产前课程时你需要考虑以下几点：

★ 早孕课程——为需要孕早期相关指南的女性设计，提供关于营养、运动、筛查化验、症状和情绪变化等相关方面的帮助和建议。
★ 进修课程——面向已有孩子的经产女性（或父母），为他们提供最新研究成果和建议。
★ 仔细了解你所选课程的组织形式，确保课程能为你提供各种关于镇痛的信息，并且能清楚解释何时以及何种情况下需要干预。

为分娩做计划

尽管距宝宝出生还有好几个月，但充分了解你可能面临的选择不失为明智之举。与医生和你的爱人就你想要的分娩方式进行交流，并制订一份分娩计划，细化到你能想到的所有细节。

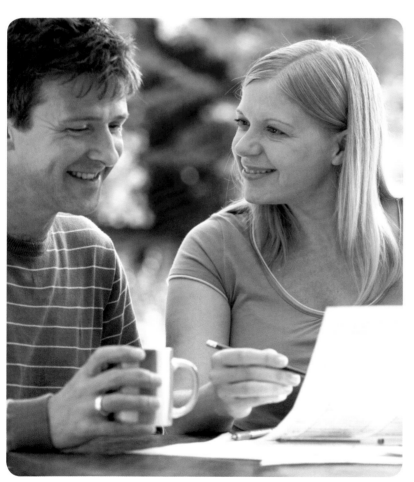

分娩计划 制订分娩计划的时候不要过分追求完美。和你的爱人一起，给你的清单排个顺序。请记住，产房里不是所有的事都会按计划进行的，因此试着灵活一些，并且确保这些选择能让你感到舒适。

分娩计划中的选项

为了确保在分娩过程中，你、你的爱人和宝宝均受益，可以在分娩计划中添加任意元素。以下这些可能是你要考虑的：

★ **分娩环境** 昏暗的灯光，音乐，用于放松盆腔肌肉的分娩球，单人房间，以及你想穿的衣服。

★ 引产或加速产程。

★ 你想让谁陪产。

★ 你想怎么活动——散步，做做普拉提或瑜伽，使用分娩泳池。

★ 你想用哪种方式监测胎心率。

★ 关于分娩镇痛的选择。

★ **你能接受的干预方式** 以及在何种情况下接受干预（但请记住，一旦有紧急情况发生，要听从医生的决定）。

★ 你更倾向的分娩体位。

★ 如果医生建议你做会阴侧切术。

★ 宝宝一出生就直接放在你的胸口上。

★ 胎盘娩出后你想怎么处理。

★ 你希望的住院天数。

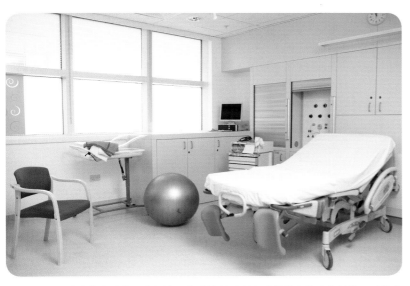

住院分娩 住院分娩意味着医疗保健和急诊情况下所必需的设备均准备就绪，对许多女性而言是十分有意义的。有些女性由于旨在尽可能少的接受干预，因此更愿意在家分娩，而且这样感觉也更加舒适。向医生咨询在你所处地区和环境的条件下哪种分娩方式更可行。

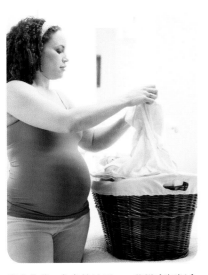

家中分娩 在有的地区，一些没有妊娠合并症的孕妇常希望在家中分娩。有证据表明，在家中分娩可能会加快产程，效果更好。你需要提前安排好相关事宜，你自己也要为分娩做好准备。

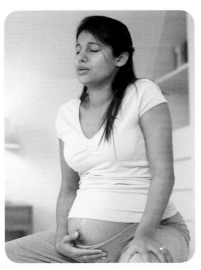

自然分娩 如果想采取自然分娩，学习诸如呼吸、想象等技巧是非常重要的。产前课程上通常会教授这些技巧，你的爱人也要学会如何借助这些方法帮助你。

制订分娩计划

制订分娩计划能帮助你认真思考从分娩到宝宝出生时的方方面面，所以不妨把这份计划制订得详细一些。

准备好变通 这份计划只能用作参考。在分娩过程中，情况可能随时发生变化。最重要的是在一切都结束之后，你得到了一个健康的宝宝。

寻求指导 汇总好你的计划后，请医生过目并听取她的建议。她会非常高兴地为你提供你所需的各种信息，若你的计划中存在不切实际的部分，她还能为你指明正确的方向。

备份 将计划交给你的爱人、你的医生以及其他参与你产程的医生。

自然疗法 如果你打算雇一名治疗师或接受自然疗法，要先与医生或医院商量并留下记录，告知你计划接受哪种治疗方法以及什么时候可能需要帮助。

强调重点 必要的时候你也许不得不改变主意，但假如有些事情对你极为重要，陪产人应该心中有数。

列一份清单 把你在各种情况下想到的事都记下来，这可以为陪产人提供更多选择。

让一切井然有序

9个月的时间转瞬即逝，当产程开始的时候你可能会突然觉得自己什么都没安排好呢。因此，你越早开始做准备，一切就会变得越容易处理。

产前需要做的事

★ **准备好待产包** 备好待产包能避免你在最后时刻手忙脚乱。

★ 将产后想要联系的人列一张清单。

★ **把宝宝的新衣服按尺寸大小进行分类** 这样当你要用的时候不用翻箱倒柜。

★ **准备好报喜帖** 包括地址、邮票、信封，或是做一些电子版的以通过网络发送。当宝宝出生之后一并放上他的照片。

★ **保证财务状况井然有序** 付清该付的账单，为未来的数月做一下预算。你不想当你忙于照顾宝宝的时候还要处理催款单吧。

★ **安排好工作** 有助于接替你的同事轻松上手。

重要提示

何不做点创造性的事？做一个剪贴簿或给宝宝写一封信，当做纪念品收藏起来。

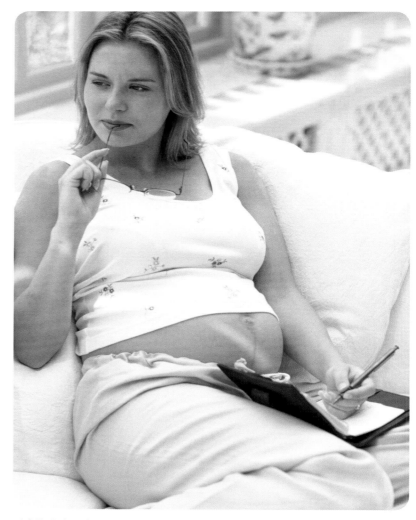

列清单 把每一类需要准备的东西分别记在一张纸上，例如财务状况、产假、宝宝衣物、所需的设备和用具、分娩计划及待产包，甚至还可以包括要采购的东西，然后试着每天划去一些。

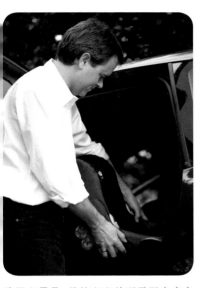

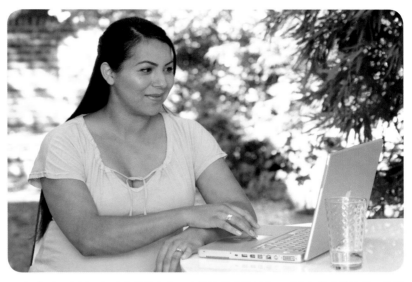

购买必需品 虽然宝宝并不需要太多东西，但提前准备好小床、儿童安全座椅和婴儿推车等基本用具还是十分必要的。所有的东西要先试用一遍，以便你掌握使用方法。

网购 你可以在网上订购食品等杂货，安排快递送货到家。列出各种购物清单，需要的时候随时能拿出来用。至于其他可能会用到的物品，你可以在购物网站上搜索一下，没准也能买到。诸如乳垫、尿布、护肤霜和婴儿浴液之类的东西与食品等杂货一起送货到家，对你来说是个省事的办法。

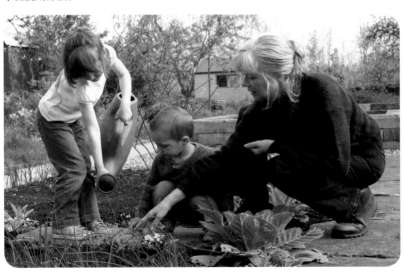

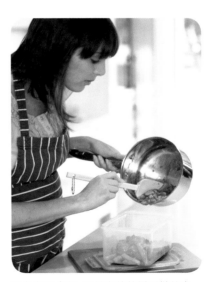

安排好其他的孩子 新宝宝的到来常常会让你的其他孩子感到困惑，尤其是当你还需要离家去医院待上一二天的时候。提前安排妥当，以确保孩子们能理解即将发生的事。预先安排几次活动，请爷爷奶奶或你的好朋友等熟识的人来陪伴孩子们。到时候，孩子们就不会感到陌生，也能愉快地面对即将发生的事。

准备备用食物 这是产前数周要做的事。做饭的时候多做一二份，分装并冷冻起来。当你忙碌起来的时候，这些食物会非常方便。

你的待产包

不是每个宝宝都会在测算的预产期那天如期降临人世。因此，应该提前收拾好待产包，当宝宝突然降生的时候，你能从容应对。即使你计划在家中分娩，也要把需要用到的东西放在一起，万一情况有变也不致手忙脚乱。

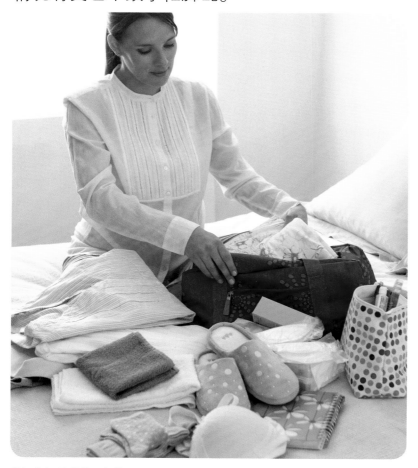

做好准备 即使你只打算短期住院，也要把你和宝宝可能需要的所有东西都装进待产包。分娩时可能用到的其他东西也应该和待产包放在一起。请陪产的人参与准备工作，这样他就能了解你都准备些什么东西，以及每样东西的用途。

别忘了它们

事先搞清楚分娩医院建议你带的东西，医院能提供的东西就不用自己准备了。记得带上以下这些东西：

★ **每样东西都多准备一点** 以防万一住院时间比预期长。

★ **带上枕头、毛巾等** 让你的分娩环境更加个性化。

★ **带上你常规服用的药物** （如果计划母乳喂养，还需要咨询医生是否能继续服药）。

★ **镇痛设备与手段** 如电击止痛仪或顺势疗法等（见94页、112页）。

★ **宝宝的住院包** 包括尿布和洗漱用品等（见74~75页）。

★ **有助你放松的东西** 如书籍、杂志、iPod、便携CD播放器等都能帮你打发时间，舒缓、轻柔的音乐能帮你保持好心情。

★ **出院时穿的舒适衣服** 因为你还不能马上恢复到孕前的体形。

★ **宝宝的安全座椅** 这是必须准备的，因为你要开车把宝宝接回家，令人惊讶的是许多夫妇都会忘记准备它。

重要提示

大多数准父母要花较长的时间才能抵达医院，因此一旦你开始宫缩就给医院打电话，让医院了解你的情况。

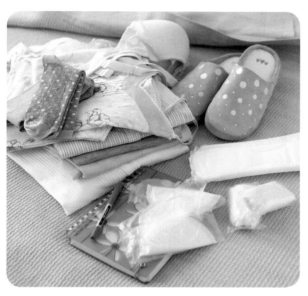

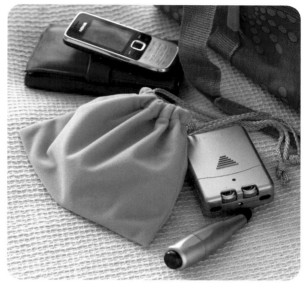

产时及产后的相关物品 带上你的分娩计划、睡衣、拖鞋、分娩时穿的睡衣或旧T恤，以及准备产后穿的睡衣。宝宝出生后，旧的或一次性的衬裤和干净的毛巾就能派上大用场，另外别忘了带上哺乳文胸和乳垫。

手机、钱包和电击止痛仪 别忘了带上电击止痛仪（见94页）。由于整个分娩过程需要一些时间，因此你住院的时间可能比预期长。无论你选择何种分娩方式，都要多带些钱，iPod或便携CD播放器、手机都是十分有用的物件。

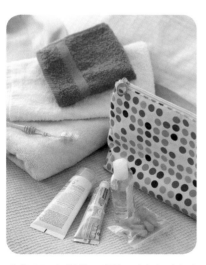

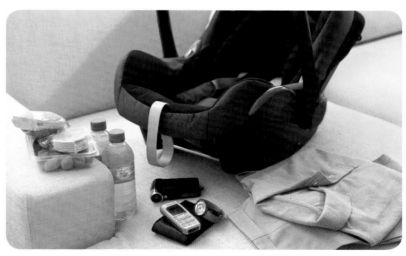

洗漱用品 记得带上牙刷、牙膏和干净毛巾。洗发水、香皂和浴液能使你产后焕然一新。护乳霜和耳塞也很有用。

陪产人的包 让陪产人负责准备零食和饮料（用来为你维持高能量和稳定血糖水平），还有宝宝的安全座椅、相机、钱、手机、宫缩计时表，以及备份分娩计划。他也可以带上洗漱用品和换洗衣物。棋牌可用来打发时间，带上一副也不失为一个好主意。

宝宝的住院包

宝宝要用多少东西？换洗衣服和尿布的速度会有多快？这些问题的答案将令你吃惊不已。向医生了解宝宝可能的体重，这样你就能买到尺寸合适的宝宝用品。

宝宝需要什么？

★ **一套"新生儿衣被"** 包括宝宝需要的基本衣物，再加上一些尿布、洗漱用品和毛毯，就能应付宝宝出生后的头几天了。

★ **一套全白的"新生儿衣被"** 听起来可能有些无趣，但实际上保持白色衣物的清洁反而更容易。用天然的产品就能轻松洗掉白色织物上的污迹。

★ **尽量使用一次性产品** 如尿布、围兜甚至垫子，这些产品用起来十分方便，不仅能使你从堆积如山的脏衣物中解脱出来，还能保持房间整洁、生活有序，而且用不着把大量时间浪费在洗衣物上。

★ **选择棉质和可机洗的衣物** 天然织物不仅透气还能避免过热，对宝宝娇嫩的皮肤而言也足够柔软。

★ **选择专为宝宝设计的产品（无香型更好）** 由于宝宝的皮肤十分敏感，因此需谨慎使用。

★ **打包前把衣物和毛巾清洗一遍** 这样能去掉织物中可能含有的对宝宝皮肤有刺激的化学物质，还能使它们变得更加柔软。

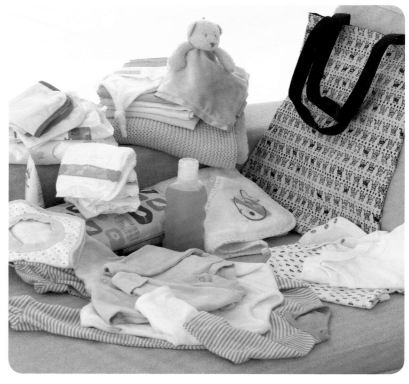

所有必需品 宝宝需要：1~2件睡衣（男宝宝也需要），2~3件宝宝服，2~3件棉质内衣，1~2件棉质围兜，3~4块柔软的棉质方巾，1件开襟羊毛衫和1顶软帽（以备天气转冷或你想抱着宝宝在医院的空地上散步时用），还有可折叠的垫子、尿布、洗漱用品、婴儿用湿巾、浴巾、毛巾，1条软毯或披巾以迎接宝宝的降临。准备1个柔软的玩具或1条舒适的毛毯也不失为一个好主意，有了它们，日后宝宝会感到安慰而熟悉。

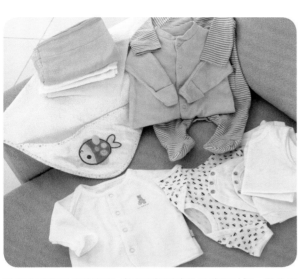

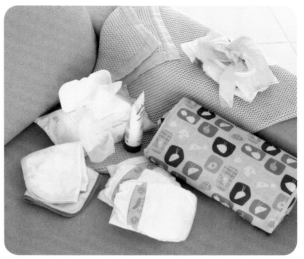

准备住院期间用的衣物 当宝宝烦躁或是睡着的时候，婴儿睡衣便于你轻松检查尿布并快速更换。拉链或纽扣常常会让宝宝不舒服，因此最好选择有子母扣的宝宝服或内衣。尽管通常医院里的温度比较高，但你还是要为宝宝准备一件开襟羊毛衫或一顶软帽以防降温。棉质方巾和围兜能防止牛奶或其他液体弄脏宝宝的（和你自己的）衣服。

迷你换尿布台 你可以自己动手建一个包含所有相关盥洗用品的换尿布台。你至少需要准备12~14片一次性纸尿布。虽然大多数宝宝使用的尿布尺码都差不多，但最好还是先与医生确认你的宝宝是否需要更大号的尿布。另外，还要准备一块旅行用换尿布垫、一些药棉、一包一次性无香型湿巾、温和的婴儿浴液，以及用来装脏尿布的垃圾袋。

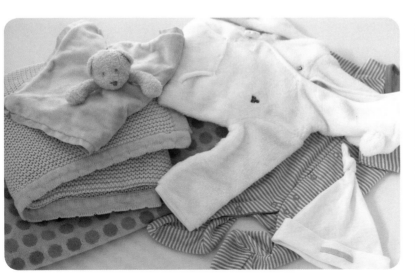

回家 出院的时候要为宝宝选择一些舒适又便于脱去的衣物。带上一条能为宝宝保暖的薄毛毯，当然还有安全座椅。所有出生几周的新生儿在户外都需要戴帽子以帮助他们保持体温，而一旦进入车内，切勿让宝宝过热。

防患于未然

准备物品时，要比实际需要的多准备一些。你可能因为合并症不得不在医院多住些日子。

充分准备 照顾婴儿是件相当麻烦的事，经常发生尿布渗漏、溢液等状况。宝宝要过一段时间才能配合喂食，因此早期常常会出现流口水或吐奶的现象。要为你和宝宝选择舒适又易于清洗的棉质衣物，另外还要带大量一次性纸尿布和湿巾去医院。

为迎接宝宝回家做准备

在宝宝出生之前买齐所有必需品，布置好家里的环境，将对你大有益处。因为在随后的数周里，你几乎找不到空闲的时间来处理这些事了。

宝宝的安全

出生仅数月之后宝宝便能自己移动，因此你需要考虑以下事宜：

★ **养成习惯** 把所有热饮放在厨房内。要知道即使只是洒出来一点热水，也能把宝宝烫伤。

★ **在换尿布台下铺上垫子** 如果宝宝跌落能有所缓冲。

★ **收起地毯** 你肯定不想抱着宝宝的时候跌倒吧。

★ **确保婴儿床边没有细线、电源线、绳索或其他任何可能勒住宝宝、增加其窒息风险的物品。**

★ **加装火炉栏** 如果家中经常使用壁炉，可以考虑加装火炉栏。

★ **硬币和尖锐物品** 要远离宝宝能碰到的范围。

★ **把所有的药品、清洁用品、酒精、洗衣及洗漱用品放在宝宝难以打开的柜子里，以避免被宝宝拿到。**

★ **固定在墙上** 把书架或抽屉柜固定在墙上，因为宝宝很快就会热衷于攀爬。

★ **安装安全门** 安在楼梯的顶端和底端。

★ **趴下来** 仔细检查是否还存在可能对宝宝造成伤害的安全隐患。

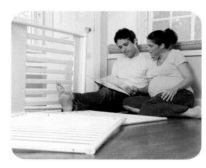

组装婴儿床 无论你买的是全尺寸小床还是提篮或婴儿小床，请确保在分娩之前组装完毕并且配齐寝具。

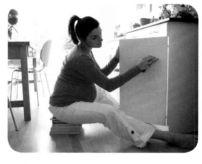

筑巢 临产之前你常会有打扫卫生、整理房间的冲动，这就是常说的"筑巢"的本能。这些家务活不仅能使家里变得更加整洁，还能使你感到放松。

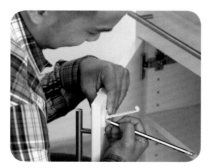

为宝宝做好防护 尽管令人难以置信，但宝宝真的可能在出生短短几个月之后便自行活动了，而家里有可能存在导致事故和损伤的隐患，因此需要仔细检查家居的安全性。

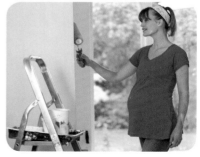

装修 选择低浓度或不含挥发性有机化合物的油漆，因为传统油漆中可能存在许多对健康有害的化学物质。

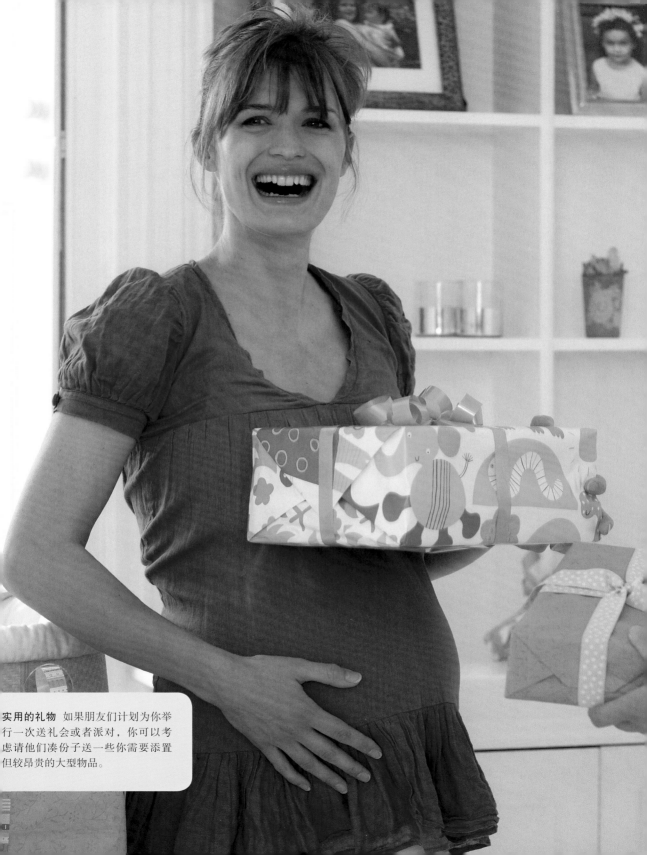

实用的礼物 如果朋友们计划为你举行一次送礼会或者派对，你可以考虑请他们凑份子送一些你需要添置但较昂贵的大型物品。

宝宝的必需品

备齐宝宝出生后最初几周甚至几个月内所需的所有东西，通常要花上不少时间。宝宝长得很快，所以不妨借用别人用过的衣物，这样也能帮你节省开支。

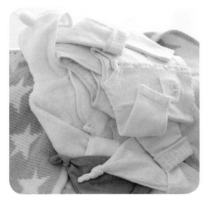

外衣 你需要为宝宝准备一些外衣，以应对不同的季节和天气状况。在出生后的最初几天里，帽子是必需的，但要选择薄一点的以免宝宝过热。

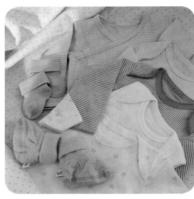

内衣 至少要买6件裆部有子母扣的叠领棉质内衣。天气热时还可以当睡衣用。另外，防抓伤的手套、足套也十分有用。

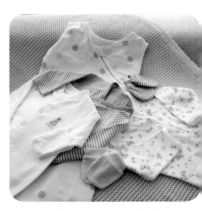

睡衣裤 必须是棉质的，这样可以防止过热。外面再裹上不易被踢开的毛毯或睡袋。选择容易穿脱的宝宝服，因为有时候你可能需要在黑暗中给宝宝换衣服。

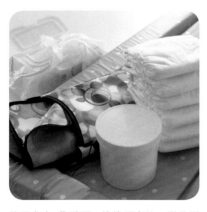

换尿布台 你需要一块换尿布垫、婴儿用湿巾或温水、一些药棉或绒布、护肤霜、充足的尿布以及放脏尿布的地方（见156~159页）。

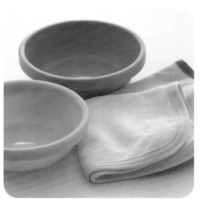

擦洗 你需要准备两条毛巾和两个盆。谨记其中一条毛巾和一个盆专门用来洗脸，另一条毛巾和另一个盆则专门用来清洗身体其他部位（见161页）。

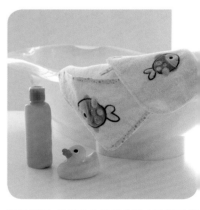

洗澡时间 确保宝宝的浴盆结实又便于搬动。温度计可以帮助你掌握水温（见160~161页），此外还需要温和的婴儿浴液、洗发水和婴儿浴巾。

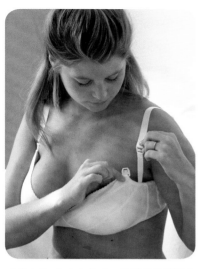

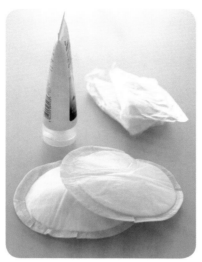

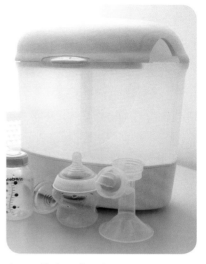

哺乳文胸 宝宝出生后，你要尽早测量自己的胸围，至少准备3个比较舒适的哺乳文胸。确保文胸的肩带扣能很容易地解开，如能单手解开就更好了。

母乳喂养 购买乳垫，为产后母乳喂养做准备。乳垫能吸收溢出的乳汁，同时能让你的乳房更加舒适。另外，再准备一支有舒缓作用的绵羊油或洋甘菊护乳头霜。

人工喂养 如果你准备用奶瓶来喂宝宝，除了奶瓶和奶嘴，消毒器和奶瓶刷也是必需的，它们可以用来保持奶瓶清洁卫生。如果你计划将母乳挤出来，你还需要准备一个吸奶器。

选择尿布

一次性纸尿布与可重复使用的尿布各有利弊，选择哪一种都可以。宝宝平均每天消耗的尿布大约是6~10片。新生儿的生长速度非常快，因此同一型号的尿布不宜买太多。

哪种尿布好？ 毫无疑问，一次性纸尿布使用起来非常方便，但近来可重复使用的尿布变得越来越受欢迎了。你只要选择最适合的那一种就好。你也可以在白天用可重复使用的尿布，在夜间用吸水效果更好的一次性纸尿布。

可重复使用的尿布：
如今，你可以对别针和方巾说再见了。用尼龙搭扣固定的尿布既方便又容易清洗。

优点：
★ 柔软，天然纤维能与宝宝的皮肤良好贴合。

★ 只在第一次购买时产生费用，可长时间使用，使用成本较低。

★ 制作此类尿布并不需要太多的原材料，且生产过程中产生的垃圾也少。

缺点：
★ 清洗时要消耗水资源，而且还要使用洗涤剂等化学物质。

★ 清洗比较费时间（如果在你的预算之中，可以考虑交给洗衣店清洗）。

★ 由于此类尿布吸水性欠佳，因而要频繁地更换。

★ 自然风干常需要很长一段时间，因此你可能要添置一台转筒式烘干机。

★ 你还需要准备一些附件，比如衬里、塑料或橡胶罩裤等。

★ 当你外出归来，还得把弄脏的尿布带回家。

一次性纸尿布：
大多数由天然原料制成，不含化学物质，可生物降解，但使用前需仔细阅读使用说明。

优点：
★ 使用方便，不需要额外的附件。

★ 由于吸水性强，因此不需要频繁更换，且尿布疹（红屁股）的发生率较低。

★ 能与宝宝的身体贴合得很好，不易发生渗漏。

缺点：
★ 总体费用较高。

★ 将制造出更多的垃圾。

★ 使用过的尿布必须妥善处理。

★ 部分一次性纸尿布中可能含有人工合成的化学物质。

宝宝的房间

尽管设计、装修、布置婴儿房乐趣多多，但请牢记一点——安全永远是第一要素。另外，宝宝的成长速度是非常快的，有的东西可能还没等到物尽其用便已经不适用了。

育婴必需品

★ 婴儿床、摇篮或提篮。

★ 换尿布台 确保它有防止宝宝跌落的护围。

★ 换尿布垫 选择容易清洗的材质。

★ 婴儿监护器。

★ 基本的洗漱用品（见78页）。

★ 新生儿尿布（见79页）。

★ 用于更换尿布和擦洗的用品和装备（见78页）。

★ 悬挂饰物 挂在婴儿床上的饰物。

★ 音乐盒 能播放安抚旋律的那种。

★ 软毯 由天然纤维制成，可用于爬行或娱乐（用完收起来以免把人绊倒）。

★ 婴儿摇椅 可以在房间里搬动的。

★ 一盏夜灯。

★ 柔和昏暗的灯光。

★ 一把舒适的靠椅 供喂奶或夜间休息时使用。

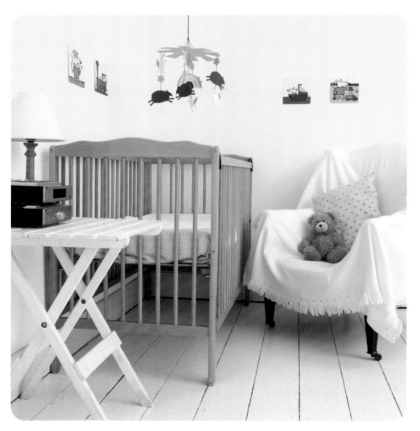

选购婴儿床 选择一侧挡板可以放下的小床能让你在抱起宝宝的时候减少背部肌肉的劳损。如果床的高度是可以调节的，那就能一直用到宝宝能够自己爬上床的时候。假如婴儿床是二手的，你需要买一张新的床垫。尽量选择全棉或者羊毛外罩的床垫，不要购买那些含有化学物质的床垫，如多溴联苯醚（PBDEs），这种化学物质常用于制造灭火剂。

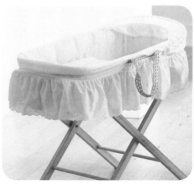

小号婴儿床 大多数刚出生的宝宝在较狭小的空间里睡得更好，因此你可以准备一个提篮或摇篮。但这些小号婴儿床很快就装不下宝宝了，因此不必在这上面花太多钱。

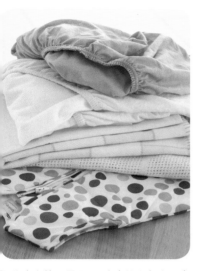

婴儿床上的必需品 一张床垫和与之配套的床单、宝宝睡袋,你也可以用棉质床单和轻薄松软的毛毯来铺床。

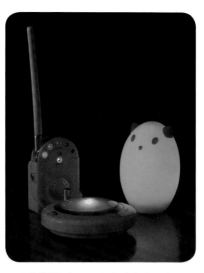

婴儿监护器 当宝宝独自待在自己房间里的时候很有用,但目前仍建议在宝宝6个月大之前,睡觉时要与你待在一个房间里。

婴儿房里的健康与安全

准备婴儿房不仅仅是指装修,更重要的是要创建一个安全的育婴环境,使宝宝能在这里健康成长。

★ 羽绒被有可能导致宝宝过热,增加窒息的风险;棉质绒毯或婴儿睡袋有助于宝宝维持正常的体温。

★ 地毯中可能隐藏着尘螨、灰尘和过敏原,有的还可能把化学物质释放到空气中。最好选择硬木地板,并在地板上铺一张由全天然纤维(如羊毛、棉或麻)制成的毯子,确保每周能吸尘两次。

★ 最好选择无毒涂层的实木家具,由刨花板或胶合板制成的家具会释放诸如甲醛之类的有害气体。

★ 寝具必须是棉质可清洗的,绝不能含有用于灭火材料的多溴联苯醚(见80页)。

★ 确保婴儿床边没有细线、电源线、绳索或其他可能勒住宝宝、增加其窒息风险的物品。

★ 可考虑在宝宝的换尿布台上装安全带。

★ 不要在婴儿床上放枕头、厚重的寝具或任何电器。

★ 确保床垫的大小与床匹配,这样宝宝就不会滑到床框与床垫之间的缝隙里了。

★ 确保婴儿床的螺丝、螺栓安全在位,这样宝宝就不会因婴儿床倒塌而被划伤或发生窒息。

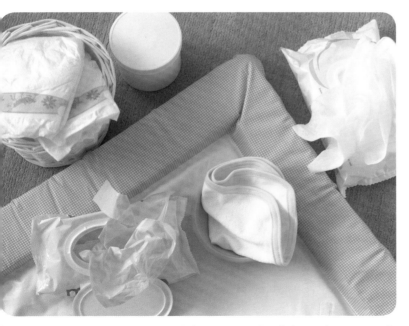

换尿布台 塑料的换尿布垫几乎可用于任何地面,因此换尿布台不是非要不可的。你可以在家中其他地方安装设备齐全的换尿布台,以便快速清理。

出去走走

很快你就能带宝宝到户外去活动了，因此你要抽出时间选购用于外出的物品。虽然优质的婴儿背带、儿童安全座椅和婴儿推车常常价格昂贵，但它们非常有用。

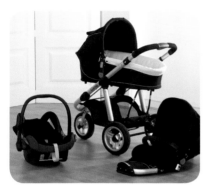

婴儿推车与安全座椅套装 包括从移动婴儿床、安全座椅到传统推车等所有出行所需的设备，所有这些设备都能安装在同一个车架上。请注意：购买套装比单独购买每种设备要便宜一些。

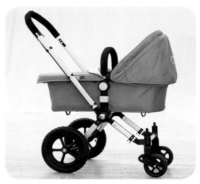

传统的婴儿手推车 尽管不是必需品，但宝宝有可能觉得这种推车更舒适。另外，当宝宝在家里临时小睡的时候，这种推车也十分有用。如果车斗能从车架上卸下来的话，在宝宝出生后的最初几个月里还能当旅行婴儿床用。

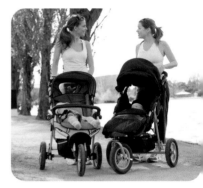

便于活动的推车 许多妈妈喜欢推着婴儿车散步或慢跑。如果你也喜欢这样做，最好选一款减震功能较好的推车，避免因颠簸导致宝宝不适。另外，扶手位置较高的推车可以减轻背部肌肉劳损。

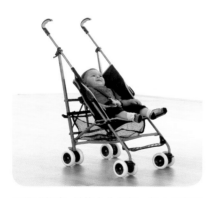

折叠式推车 尽管十分方便，但由于宝宝在学会坐之前需要更大的支撑力，因此不足6个月大的宝宝不适合乘坐折叠式推车。应选择一款靠背坚实、可完全放平的推车，以便宝宝能在里面平躺。

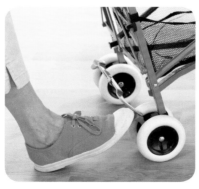

制动装置 这是极其重要的部件，你要充分了解其使用方法。购买时可要求卖家演示如何使用，在宝宝乘坐之前先试用一下，以确保制动有效。无论何时何地都要使用制动装置，因为即使是极平缓的斜面也可能使推车失控。

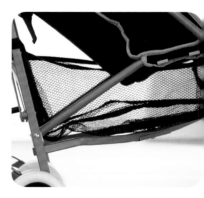

贮存空间 选购有充足储物空间的推车，方便你放置换尿布包、玩具甚至买来的商品。尽管推车的手柄也可以用来挂包，但这么做是不明智的，因为有可能导致推车向后翻倒。

婴儿背带和婴儿推车的安全性

为了确保宝宝的安全，婴儿背带和婴儿推车是必须严格按照相关规定设计并制造的。作为新爸爸、新妈妈们所必需的设备，只要按说明书使用，它们都是非常安全的。购买和使用时请注意如下事宜：

婴儿背带的安全性 建议你注意观察宝宝的脸部是否被遮挡，是否始终能看见周围事物。如果你把宝宝放在背带中哺乳，哺乳结束后要改变宝宝的体位，抬高宝宝的头部以避免被你的身体或背带压住。当宝宝处于背带中时，时常观察他的状况是非常重要的。

合身 确保你购买的背带大小合适，并且能为宝宝颈背部提供足够的支撑。如果背带过大，宝宝可能会从背带中跌落出来；如果背带过小，则有可能导致宝宝过热，甚至有发生窒息的风险。

婴儿推车的安全性 所有婴儿推车都必须安装功能正常的制动装置和五点式安全带。即便推车里坐的只是小宝宝，也要系紧安全带，以防万一推车侧翻时宝宝跌落。

安全使用婴儿推车 每辆婴儿推车都有两个锁定装置使其保持安全状态。当你为了把推车折叠起来而解除主锁定装置时，次锁定装置将被激活以避免推车塌陷。在推车的折叠机制中不应该存在可能夹住宝宝手指的危险因素，因此在决定购买之前要仔细检查，并要求卖家示范推车的使用方法，以了解如何将推车安全地支起来或折叠起来。选择需要两个步骤才能完成折叠过程的推车，以免发生推车意外塌陷的事故。

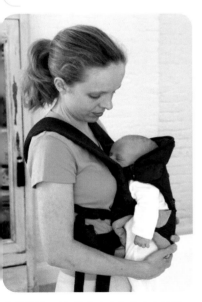

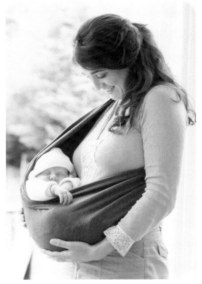

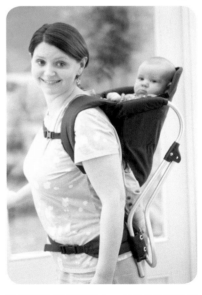

软性载体 不仅能使宝宝与你亲密接触，跟随着你一起活动，而且还是一个把你的双手解放出来，方便你做家务的好方法。确保宝宝能获得充分的背部支撑，并且头部没有过度后仰。

背巾 能使宝宝处于自然的体位，当需要喂奶的时候，也方便母乳喂养。你需要注意的是：宝宝必须时刻保持仰卧状态，并且你能清楚地看到宝宝的脸（见上）。

双肩背带 适用于稍大一点并且已经能较好控制自己颈背部的宝宝。随着宝宝体重逐渐增加，选择肩带较宽的款式能使你感到舒适一些。如果家中其他成员也打算使用这个背带，首先应试用一下看是否合身。

儿童安全座椅的选择

由于你要开车把宝宝从医院接回家，因此需要一个儿童安全座椅。你可以在宝宝出生前做一些调查研究，买一个与你的汽车相匹配的座椅。好的座椅不仅要安全，还要使宝宝感到舒适，并能为他的头颈部提供所需的支撑。

选购安全座椅

大多数安全座椅都是多功能的，外出活动时可以立起来当椅子，当宝宝在车里睡觉的时候则可以当床用。

★ **确保宝宝的安全座椅** 轻便易于搬运，而且把手结实便于提携。

★ **反向安装座椅** 在宝宝9个月大之前，或体重不足10千克时，需要反向安装座椅。

★ **安全座椅的设计** 有些安全座椅是专为6~9个月大的宝宝设计的，其他的则可以一直使用到宝宝的体重达到13千克时。虽然儿童安全座椅使用寿命更长，但专家建议最好先给宝宝准备一个安抚摇椅，因为这类座椅专为保护支撑婴儿而设计。

★ **确保安全带容易系上也容易解开** 这样他不易受伤，你也能快速地将他从座椅中"解放"出来。

重要的事

坐车时，无论宝宝多么烦躁不安，即便你已系好安全带，把他放在腿上仍是不安全的。一旦发生车祸，宝宝可能会严重受伤。

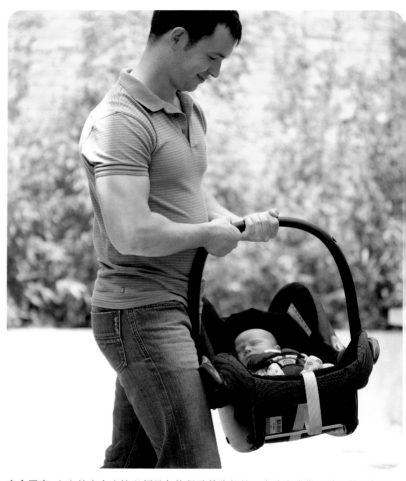

安全固定 宝宝的安全座椅必须具备能紧贴其胸部的五点式安全带，并且易于解开。拉紧安全带，直到安全带与宝宝之间仅能容下一指的宽度。此外，安全带还应包绕双肩，但需确保其不会过紧，让宝宝感觉不舒适。如果宝宝在座椅里睡着了，你能轻松地将座椅从车中搬出来而不会弄醒他。

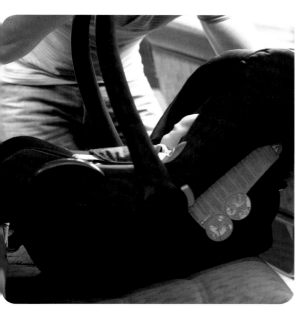

反向安装座椅 适合9个月以下的宝宝，并且不宜安置在汽车后排座位上。如果你的车座椅是斗式座椅，你就要准备一些泡沫或其他类似物体，用以加固并防止安全座椅摇晃。你可以向汽车制造商了解相关细节。

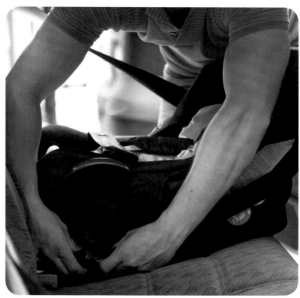

系上成人安全带 你还要用成人安全带固定儿童安全座椅，可按照生产商的说明书来操作。首次使用儿童安全座椅之前应要求卖家完整演示操作一遍，等把宝宝放进座椅后再来试验就非常难了。

儿童安全座椅的安全性

由于宝宝在安全座椅中待的时间比较长，因此除了舒适之外，安全性是绝对必需的要素。同时，你还要检查安全座椅是否与你的汽车匹配。在购买安全座椅的时候，你需要考虑到以下情况：

★ 专家建议不要购买二手的安全座椅。

★ 即便只是一次短程外出，也务必系好安全带。要知道，你会常常忘记系安全带，尤其是在出门前你给宝宝盖上了毛毯。

★ 开车时，你要确保把毛毯都压在宝宝的手臂下，否则当他改变位置的时候，毛毯便会缩上去。

★ 除了儿童安全座椅自带的附属物之外，不要再给安全座椅绑任何其他东西，因为这些都可能导致宝宝意外窒息。

★ 如果你购买的是婴儿推车和安全座椅套装，你可以把安全座椅直接安装在婴儿推车的车架上。

★ 确定购买前，你可以试用一下安全座椅，看看它是否适用于你的汽车；测量一下车内安全带的长度也很重要，因为有些安全带的长度不够长，无法绕过并固定婴儿座椅。

★ 确保你的安全带搭扣没有扣在儿童安全座椅上，这样做不仅能保护安全座椅，还能防止突发意外

时安全带扣可能松开。只有安全带的纤维部分能与安全座椅接触。

★ 确保安全座椅固定在位，对其施压时也不会发生位移。突发意外或急刹车时，松动的安全座椅无法为宝宝提供保护。

★ 你可以很容易地把ISOFIX接口的儿童安全座椅与汽车连为一体，这是一种可提前随汽车减速而不是通过安全带减速的安全座椅。阅读汽车产品手册，以确保你的汽车能够安装这种安全座椅。

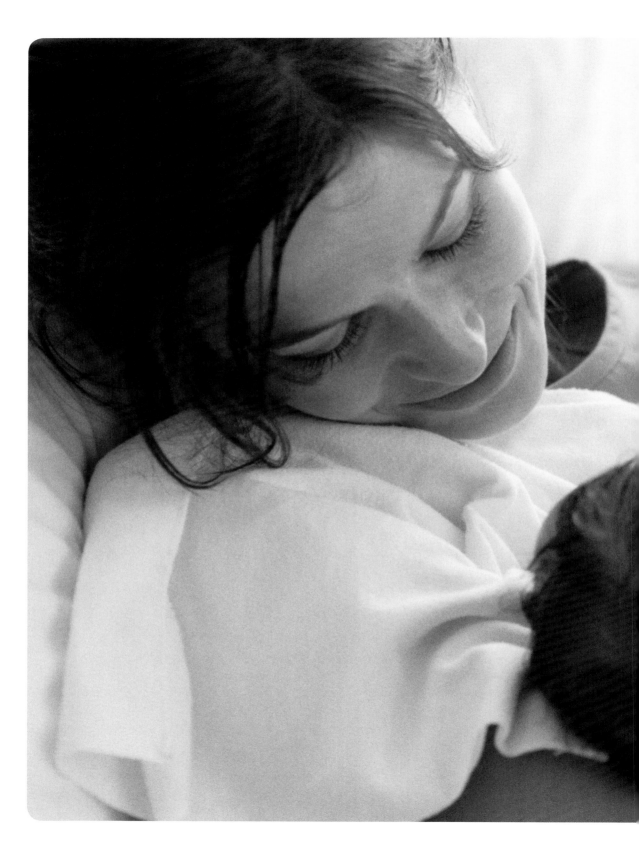

产程和分娩

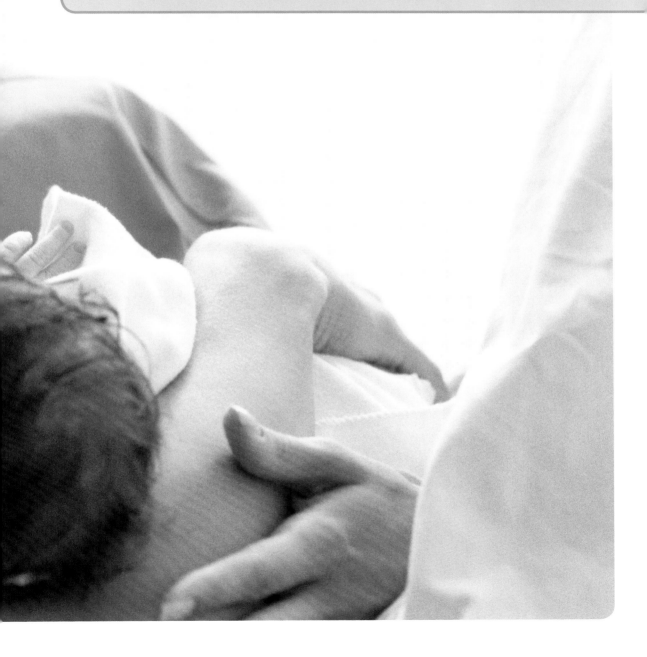

分娩

自从有人类以来，女性一直承担着孕育后代的重任。分娩是一个自然、正常的过程，它最终会为你带来一个新的小生命。了解产程的不同阶段和各阶段中对你有用的方法，能使你在处理问题时更加从容，也更有条理。

你的选择

分娩是属于你的特殊时刻，如何能愉快、顺利地度过这个过程对你至关重要。你可以为自己设计一些喜欢的，并且能让你难忘的环节。一切从制订分娩计划开始，你可以罗列出任何你想在分娩过程中体验的，比如可以选择你喜欢的分娩医院，创建一个理想的分娩环境，等等。

了解基本概念

与孕期一样，分娩过程也由3个阶段组成，每个阶段都有其重要的作用。在你进入第一产程之前，可能会出现一些先兆临产症状，包括：不规律宫缩；"见红"，这是由于孕期宫颈口的黏液栓排出所致；下腹部胀痛；腹部不适；"胎儿下降感"，是由于胎儿先露部位下降进入骨盆入口所致。先兆临产症状可持续数小时甚至数周时间。

产程

一旦临产，你将进入第一产程。在这个过程中，随着胎儿进一步进入骨盆及产道，你会感到宫缩逐渐规律且程度渐强。宫缩能促使胎儿压迫宫颈，使其逐渐变软、扩张，以便胎儿通过。第一产程持续的时间因人而异，但通常是产程中持续时间最长的阶段。适当活动、保持积极放松的心态，有助于缓解不适并促进第一产程进展。有很多方法能帮助你减轻不适，医生也能帮你做出适合你的选择。

当你觉得再也无法忍受的时候，这可能就是产程过渡的标志，你将进入第二产程阶段。此时宫口已开全，你将出现排便感。医生会严密监测这一阶段，并帮助你利用本能所产生的向下用力屏气的动作娩出胎儿。从宫口开全到胎儿娩出即为第二产程，然后需要给婴儿断脐并结扎脐带。于是，为人母的生命历程便拉开序幕。

宝宝待在你子宫的数月里，胎盘一直为他提供着生命支持，第三产程即为胎盘娩出期。

提前计划

在这个重要日子到来之前，你要对很多事情做出选择和决定，因此了解所有可选项并评估其利弊是非常重要的。与此同时，保持相对的灵活性也很重要，要知道计划总是赶不上变化。

尽量着眼于有助于使产程更加舒适的事，例如学习呼吸和放松的方法，采用适宜的自然疗法，采用能使分娩更加容易的分娩体位，你还可以充分利用医生传授的技术及缓解疼痛的手段，以便使产程进展顺利。所有这些努力都是为了你最终能抱着健康漂亮的宝宝开始为人母的生活。

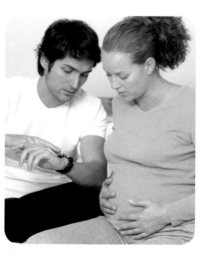

缓解疼痛 从呼吸技巧到硬膜外麻醉，有许多可以减轻疼痛的方法。

监测宫缩 让你的爱人帮你监测宫缩持续的时间及每次宫缩的间隔。

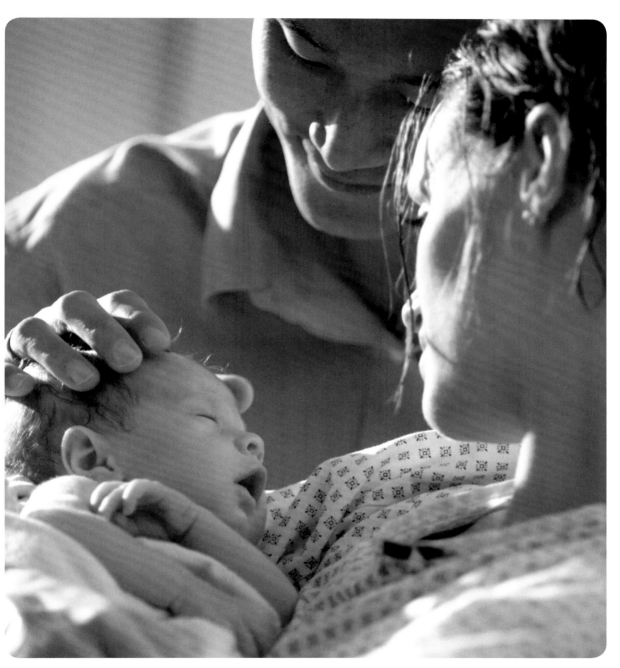

欢迎来到这个世界 终于，你结束了产程并能把宝宝抱在怀里了。医护人员会给你留出一段时间，让你享受这平静的时刻，和你的宝宝交流，品味为人母的甜蜜滋味。特别是在你经历了剧烈的情绪波动之后——从筋疲力尽到充满期待和愉悦，这一刻显得是那样的弥足珍贵，令你难以抗拒。

分娩环境

无论是在医院，还是在家里，理想的分娩环境都是有利于分娩过程顺利进展的重要因素，它能帮你获得你所期待的完美的分娩经历。

参观医院

在产前去医院考察环境是非常有必要的，这样便于你掌握第一手资料，使你对即将分娩的地方有初步的了解，并有机会向医护人员提出自己的问题。你可能想知道：

★ 入院流程。

★ 什么能带进医院、什么是不能带的。

★ 人工干预及剖宫产的比例。

★ 医院是怎么处理分娩计划的。

★ 有哪些可选的镇痛方法 是否允许采用自然疗法。

★ 胎儿监护。

★ 谁会为你接生 医护人员多长时间换班一次。

★ 产后会出现什么情况 医院将提供哪些产后支持。

★ 你的爱人能不能陪产。

★ 探视时间。

★ 停车和伙食等事宜。

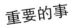

重要的事
有的产妇希望在产后6小时出院，即直接从产房出院回家，因此也就不需要转入病房了。

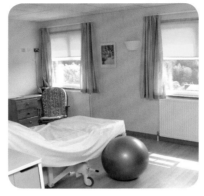

住院分娩 由于可随时采用各种医疗手段，因此许多准妈妈觉得住院分娩更令人放心。在怀孕刚开始的时候，你便可以为自己选好分娩医院。

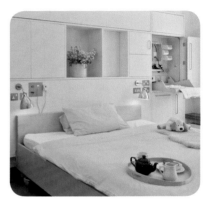

分娩中心 有些地区设有提供私人护理且倾向于自然分娩的分娩中心，但一旦出现紧急情况，如必须剖宫产终止妊娠时，你就必须转到医院去。

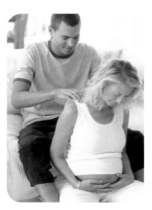

你的爱人 确保你的爱人也已准备就绪且充分了解他能帮你做些什么。

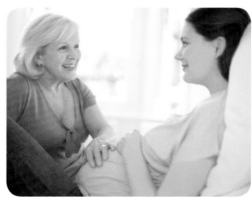

密友或亲朋 如果陪产让你的爱人感到恐惧，那么让密友或亲朋来陪产也不失为一个可行的好方法。你的爱人可以晚一点进来，与你一起分享宝宝降临之后的喜悦。

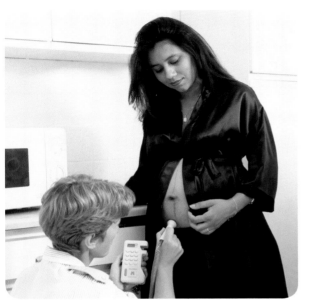

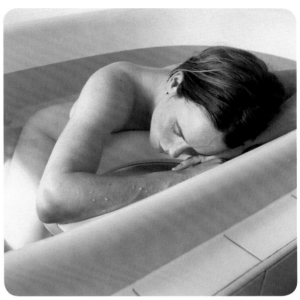

家中分娩 你需要拥有一支能帮助你在家中分娩的轮值团队或是一支能为你提供保健的医护人员组成的团队。她们会把相关设备搬到你家中，帮助你分娩，并在分娩过程中利用一台手提设备为你进行胎儿监护。

水中分娩 这种方式越来越受欢迎，研究也显示这种分娩方式对妈妈和宝宝都有益。你可以在家里租用一个分娩泳池，有些医院也有分娩泳池。由于水中分娩需要专业训练，因此请确认你的医生已经接受过在水中接生的培训。

在家分娩

如果你想在家中分娩，你的医护团队将为你提供各种支持，以打造属于你自己的分娩环境。你也可以选择一名独立的医生，陪伴你度过整个孕期并参与分娩全程，但这可能需要另支付费用。

做好准备 即使你已经计划在家中分娩，但还是有可能必须去医院，所以要准备好待产包（见72~73页）以防万一。医生会带来用于在家中分娩的产包，同时你要将家中的一些东西整理出来放在一起。以下是一些你要准备的东西：

★ 1~2张塑料床单以免弄脏你的床、地板或沙发。

★ 旧毛巾、棉质床单等质地较软的遮盖物（尤其是当你计划在水中分娩时）。

★ 音乐或蜡烛可用来营造你想要的分娩环境。

★ 你已安排好的镇痛方法，如电击止痛仪、顺势疗法或催眠磁带等。

★ 热水瓶或加热垫。

★ 用于沐浴的香薰精油（需确认在孕期和分娩时使用都是安全的）。

★ 高能量的清淡零食和清爽的饮料为你维持体力。

★ 装污物的垃圾袋。

★ 厨房用的锡纸（万一你需要在医生到达之前给宝宝保暖）。

★ 装胎盘的容器。

★ 一个桶——也许你会恶心呕吐。

★ 一件前开襟的干净罩衫以便与宝宝肌肤接触，也更利于产后母乳喂养。

★ 你的分娩计划：由于医生可能中途换人，因此最好把所有事情都写下来。

★ 一条暖和的毯子用于产后保暖。

★ 虽然医生会把分娩设备带到你家，但你最好还是自己准备一些必要的东西，以防由于产程过快导致宝宝在医生到来之前出生。你要准备一把消过毒的锋利剪子用于断脐，以及用来钳夹或结扎脐带的物品（如一条崭新的鞋带）。

缓解疼痛的方法

尽管分娩是世界上最自然的过程，但毫无疑问，它会让人感觉不适。做好准备，掌握可用的方法将有助于你获得信心。分娩时寻求帮助以缓解疼痛，这一点都不丢人，因为最重要的是将宝宝健康地带到世上。

正向想象

正向想象已被证实有助于缓解产时疼痛，使你保持良好的心态，因此，抽时间做一些相关的训练。

★ **每次宫缩** 随着宝宝逐渐向子宫外移动，你可以想象潺潺的水声。

★ **把疼痛想象成对宝宝呼吸的刺激与鼓励**

★ **想象自己的每次呼吸** 都能为宝宝带来充足的氧气。

★ **集中精力** 想象你的身体正在放松而柔软地展开，以迎接宝宝的到来。

重要提示
即使你已计划采用硬膜外麻醉镇痛，你也要学一些缓解疼痛的自然方法。宫缩的时候，深呼吸确实能帮助你缓解宫缩疼痛。

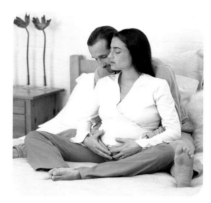

早期阶段 每次宫缩时都慢慢地经鼻腔吸气再经口呼出。随着宫缩加强，做浅快呼吸；当宫缩强度到达顶点后，用嘴呼吸。

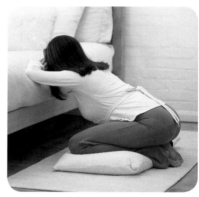

变换体位 第一产程中调整体位可以改变骨盆的角度，以便胎头达到适宜的位置，这也有利于他在第二产程中的旋转和下降。

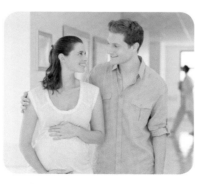

经常走动 有利于加速宫缩并促进胎头下降，同时还能促进体内内啡肽的释放。内啡肽是天然的止痛剂，能使你感到愉悦。

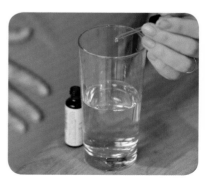

自然疗法 在产程中可能对你有所帮助，但前提是你已咨询过专家。记得与医生讨论在产程中能采用何种自然疗法。

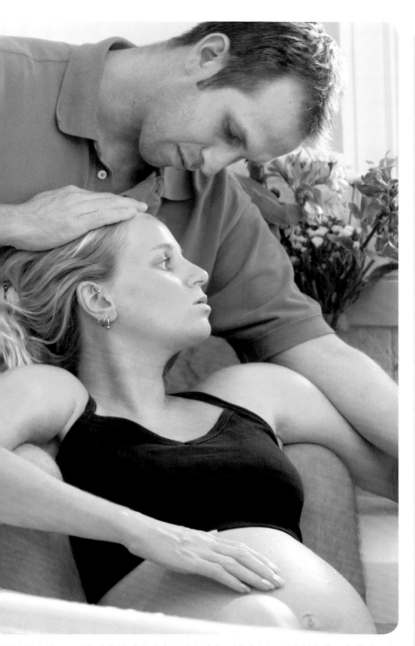

最大的支持 不要小看你的爱人在产程过程中起到的作用。无论是与你一起待在浴缸里、为你按摩、帮助你调整呼吸或者仅仅就是在一旁鼓励你，他都应参与到产程的每个阶段中来。他还应充分了解你的需要，并能判断你何时需要更多的帮助、支持以及是否采取镇痛等医疗干预。

最佳陪产人

陪产是一项光荣而艰巨的任务，因此这个角色要承担一些责任。

与你的爱人充分沟通 把产程每个阶段他要做的事和他应如何为你提供帮助都告诉他。分娩是不会完全按计划进行的，这个过程也许会让人揪心，提前讨论好相关事宜将有助你保持积极的状态。

你的爱人需要：

★ 至少拜访过一次医生，以解决自己的疑问。

★ 陪你一起去做产前检查。

★ 设计送你到医院的最佳路线并实际演练过。

★ 检查你的分娩计划并明确哪些地方可以采纳折中方案。

★ 至少参加过一门产前课程，了解产时对你有用的体位及呼吸方法。

★ 准备一个包，包里装有零食、娱乐用品、按摩油和其他能使你在产程中感觉好一些的东西。

★ 知道你的待产包放在哪儿，并清楚在最后时刻还要往待产包里装什么东西。

★ 学习一点按摩手法。

★ 了解医院提供的镇痛方法，知道如何实施你想要采用的自然疗法和治疗措施。

★ 让他做好精神准备，尽管你需要很多爱与支持，但有时候你会讨厌被触碰，因此他要稍微退后一些。

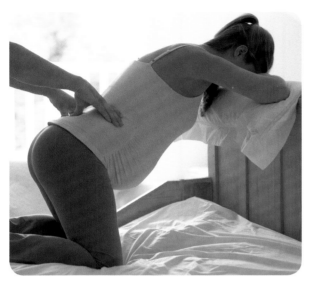

自然的镇痛方法 包括按摩（由你的爱人或朋友来做），放松（你需要在产前课程上学习），呼吸操（在产前课程上学习），水疗（在盆浴、淋浴或分娩泳池中）以及轻柔的活动。这些方法在产程早期十分有效。

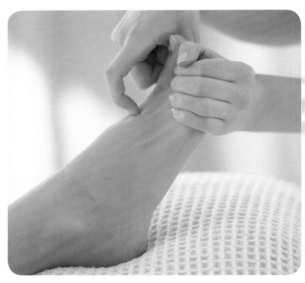

反射疗法 由专业人士对你手足部的穴位进行推拿按摩。推拿按摩能缓解分娩疼痛，使你保持平静，并通过刺激能量传导以加强宫缩。你的爱人也可以学一些基本手法（见109页）。

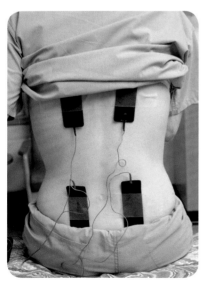

刺激 电击止痛仪（皮下电神经刺激）通过释放低压电流刺激你的身体产生镇痛物质。

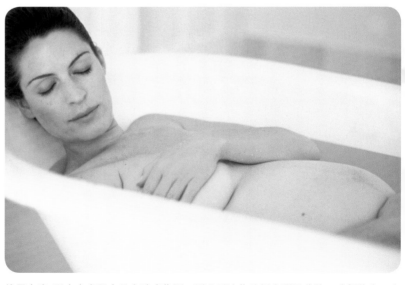

使用水疗 温水在产程中具有治疗作用，因此无论你选择在哪里分娩，确保能有一个浴缸或分娩泳池。在水中加一杯海盐能防止皮肤因浸透水分而起皱纹，你还可以使用精油（事先溶解在一杯牛奶里）以增强效果。

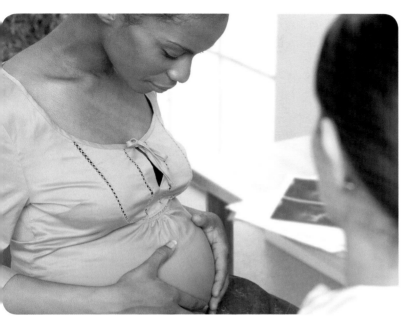

说出你的感受 与医生和你的爱人交流能帮助你缓解不适并减轻忧虑。在产程中，有些女性喜欢亲密的身体接触，有些则希望独自待着。不要有顾虑，大胆说出你的需要及感受。你的医生将会给你提供支持。

其他方法

还有许多方法能帮助你控制分娩疼痛，包括：

笑气镇痛 笑气是由氧化二氮和氧气混合而成的，可用于镇痛又不会导致嗜睡。一分钟内即可见效，分娩全程都可使用。尽管笑气可以通过胎盘，但目前尚未发现对宝宝有何影响。一些女性可能会出现恶心、口干以及轻微头晕等症状，但笑气确实能减轻疼痛，而且你可以通过呼吸自主控制它的吸入。

注射镇痛药 有一些镇痛方法是必须由医生来实施的。臀部肌肉注射哌替啶、二醋吗啡和消痛定在临床上运用最为广泛。副作用包括恶心、呕吐及困倦等，除此之外，这些药物还有可能影响宝宝的呼吸，导致嗜睡。

自然疗法 有许多种自然疗法可用来促进产程进展，缓解分娩疼痛并使你保持放松的状态。但是你要提前与医院联系，确认是否能够使用这些方法。例如针灸就常在分娩过程中使用，可使一些产妇感到疼痛减轻。如果可以使用，你要在产前拜访针灸师，安排他在你的产程中提供帮助。

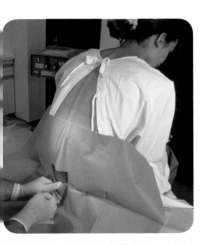

硬膜外麻醉 在子宫与产道之间做一个局麻以阻断下半身的痛觉传导。麻醉过程中及麻醉后你可能会出现头痛或低血压，但宝宝不会受到影响。

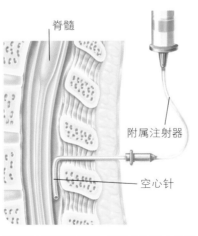

脊髓

附属注射器

空心针

硬膜外麻醉如何起效 在椎管内置入细管（避开脊髓），并注射麻醉药品。标准的硬膜外麻醉会让你感到双腿"发沉"，虽然肌力减弱但仍能完成一些运动。

胎位

根据你的骨盆情况，宝宝在子宫内的位置也各不相同。宝宝的位置在孕期常会发生变化，只有最后几周的胎位才比较重要，但即使到了这段时间，甚至在分娩时，胎位还有可能发生变化。

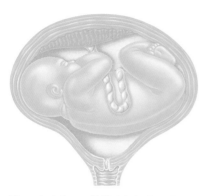

横位 意味着宝宝横躺在妈妈的骨盆里，即横产式。如果临产前胎位依然没有得到纠正，那就需要通过剖宫产来终止妊娠了。

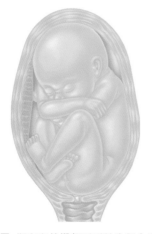

臀先露 即宝宝的臀部而不是头部先进入骨盆入口。宝宝可能一直是臀位，但也可能是在临产前转过来的。

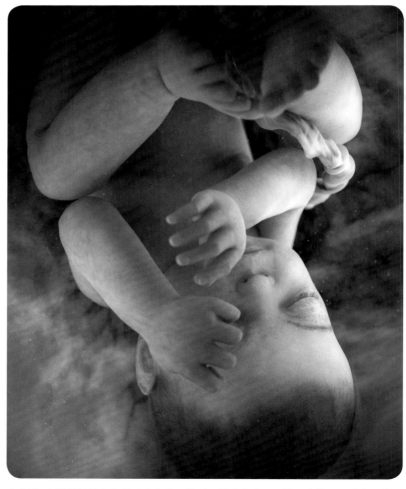

头先露 上图显示的宝宝处于头先露，其下巴贴着前胸，呈俯屈姿势，即胎头最先进入骨盆入口。有些宝宝在临产前已处于这种状态，有些则是在临产后自行转为这种姿势。这种胎位易于分娩，因此许多宝宝在产前都会调整到这种胎位。头先露和臀先露属于纵产式。

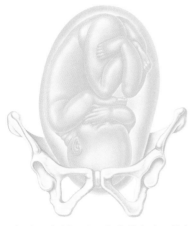

枕右后位 如果宝宝面朝你的腹壁，偏向你脊柱的右侧，与你的脊柱平行，这种胎位即为枕右后位。如果孕晚期仍是这种胎位，临产前可能无法衔接（降入骨盆）。这意味着自然临产的难度增大。

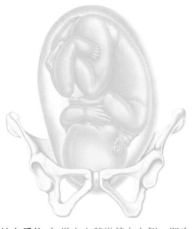

枕左后位 如果宝宝稍微偏向左侧，即为枕左后位。宝宝处于枕后位可能导致产程延长并加重产时背痛的症状。这种胎位的宝宝将面朝着耻骨娩出，有一定难度。

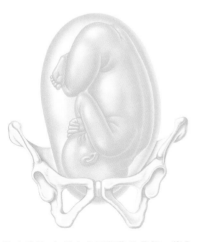

枕左前位 如果宝宝面朝你的背部，偏向你腹壁的左侧，即为枕左前位。宝宝的脊柱沿着前腹壁弯曲或与之平行。当宝宝处于枕左前位时，你可以在一侧的腹壁摸到光滑、宽阔的胎背，还能感到宝宝在你肋下踢腿，触摸肚脐周围常感觉平整坚实。

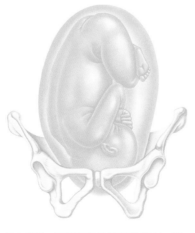

枕右前位 如果宝宝的位置稍偏右一些，即为枕右前位。枕前位的宝宝更容易通过骨盆，因此是理想的分娩胎位。这种胎位有利于胎头俯屈，即下巴贴于胸前，这种姿势便于宝宝以最小的胎头径线压迫宫颈。

分娩过程中的宝宝

分娩是一个自然过程，宝宝在这一过程中不会感觉痛苦。尽管如此，如果产程过长或胎位异常时，宝宝也会疲劳而苦恼。

胎先露 随着胎头压迫宫颈，宫缩的压力首先会使宝宝采用最小的胎头径线以通过产道。尽管如此，也不是所有的宝宝都属于这种情况，有的宝宝就可能仰面或以枕横位娩出。

胎头塑形 胎头在产程中可能发生变形。宝宝的颅骨尚未闭合，是可以活动的，这使得宝宝的头会依据骨盆入口的形状发生塑形。

做好呼吸的准备 宝宝在整个孕期通过脐带持续从胎盘获取氧气。分娩过程中，胎肺逐渐排出羊水，一旦宝宝出生断脐，胎肺即可扩张吸入空气。

调节体温 离开温暖的子宫来到温度较低的产房，宝宝的甲状腺能帮助他调节体温以适应这一变化。

胎儿监护 医护人员将帮你监测胎儿的情况（见110~111页），一旦发生宫内胎儿窘迫即迅速采取措施。

宝宝姗姗来迟

宝宝未能如期出生的情况并不少见，这称为过期妊娠。不过，不必担心，很多宝宝是在预产期之后出生的。医生会为你选择最适宜的引产方法。

过期妊娠怎么办？

用不着惊慌失措。虽然顺其自然最好，但是如果过期太久，使用药物引产不失为一种好的方法。

保持耐心 恰好在预产期那天出生的宝宝其实并不多见，初产妇常比预产期晚2周左右。假如你孕期进展顺利，宝宝状况良好，医生一般建议你顺其自然，等待自然分娩。如果到孕41周时你还没有动静，就需要引产了。

安全的选择 过期妊娠可能会增加宝宝在子宫内的风险。孕42周仍未分娩时，极少数宝宝可能会发生意外死亡，这一数字在孕43周后会更高。虽然这极其罕见，但大多数医生和准妈妈们更愿意采用引产这一预防措施。孕期延长将使胎盘功能降低，将无法满足宝宝的需求。有的孕妇体内分娩信号异常也可能导致过期妊娠，引产是唯一的方法。

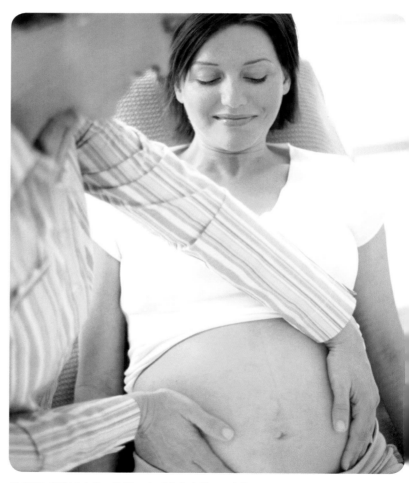

孕40周 当你进入这一阶段，直到分娩之前，必须每周进行一次产前检查。如果一直没有临产迹象，必要的时候可以引产。剥膜常是引产的第一步，即医生将手指伸入你的宫颈管，在扩张宫颈的同时将胎膜从宫颈上环形剥离。通常在剥膜后48小时内进入自然临产状态，你要做好准备，因为接下来的过程将使你非常不适。

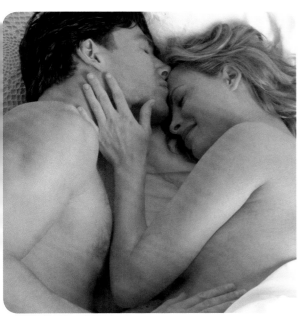

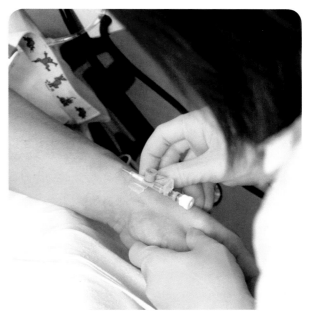

自然诱发宫缩 性生活也有助于诱发宫缩，如果你对引产有顾虑，不妨尝试一下这个方法。性高潮可以刺激子宫收缩，性生活也能促进缩宫素的释放，而缩宫素则能促使子宫收缩。精液中含有的前列腺素可以软化宫颈，为宫颈扩张做准备。只要你没有破膜，在孕期性交即是安全的。

引产 如果人工剥膜失败，就要考虑使用人工合成激素来诱发宫缩了（见下）。医生会将"破膜钩"（一种鱼钩样的钩子）或"破膜针"（可以套在手指上，顶端有细针）置入你的阴道中行"羊膜穿刺术"（人为地使你破水），以刺破你的羊膜。

人工合成的激素类兴奋剂

在某些情况下，人工破膜对诱发宫缩会有帮助。但如果剥膜、人工破膜等都尝试了却没有奏效，就要考虑对你采用药物干预了：

前列腺素 这种激素可促进宫颈成熟。有两种用药形式：一种是口服药片，另一种是在阴道内放置凝胶或栓剂（含有前列腺素的小的子弹形油性阴道栓）。医生会要求你一大早就到医院用药，如果还没有临产，6小时后可重复一次。前列腺素凝胶或栓剂可能会使你感到不适，还有可能伴有胃肠道绞痛。

缩宫素 可刺激宫缩，既可以与前列腺素同时使用，也可以在之后使用。持续经静脉点滴，同时严密监护宫缩及宝宝的情况，可逐渐增加剂量直到产程进展顺利。

产程停滞或进展缓慢 缩宫素可使宫缩加强，并增加宫缩频率，因此可用于产程进展缓慢或停滞时。但由于不像大多数准妈妈那样经历宫缩渐强的过程，所以缩宫素诱发的宫缩常令人感觉非常疼痛。如果你觉得难以忍受，可以尝试调整呼吸，或者采用之前提到的其他缓解疼痛的方法。有条件的话，可以吸入少量笑气或泡热水澡来缓解疼痛。

监测 在引产过程中，你和宝宝都处在全程监护中，医生或助产士会观察引产是否有效并确保你们的状态良好。

分娩过程

尽管对大多数妈妈和宝宝来说，分娩过程都差不多，但是产程进展的速度可能不同，所以你可能需要一些指导，来告诉你该怎么做。

重要的事

当宫口开全、胎头下降压迫到盆底时，第一产程结束。你将进入第二产程，很快便可以开始屏气用力了。

到医院去

有的女性觉得在家里感觉更舒适，因此她们在第一产程的最初几小时愿意待在家里而不去医院。

先打电话 给你选定的分娩医院打电话。提前打电话有助于医生帮你判断是否临产并做好必要的准备。

初期评估 当你到达医院之后，医生将再次核实你的预产期，评估你是否有"见红"（见103页），以及有没有破水。除此之外，还会评估你自发宫缩的频率和强度。

全身检查 医生会为你测量体温、脉搏和呼吸、血压等指标，进行尿液检查，并对你进行腹部触诊以判断胎位。此外还要对你进行阴道检查以评估宫口扩张情况，在宫缩之后为你听诊胎心。

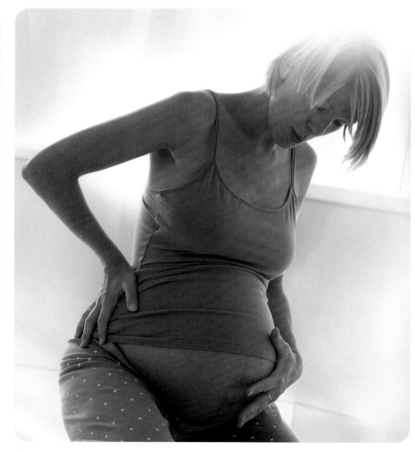

先兆临产 宫颈"展平"指子宫宫颈伸入阴道内的部分开始变软变短的过程。先兆临产的体征包括阴道黏液栓排出（见103页）、背痛或腹痛，以及反胃等。这一阶段可能持续数天之久，因此不用马上去医院。

宫口扩张和产程进展

整个孕期内，宫颈都处于闭合状态，宫口外有黏液栓的保护以预防逆行感染。第一产程中，宫口将开始扩张以便于宝宝娩出。早在临产数周之前，宫颈便开始软化并缩短了。

开端 目前仍不清楚是什么促使了产程的启动，有可能是由人体肾上腺分泌的激素所激发的。这种激素可能具有诱发宫缩的作用。引产也是通过采用诱发宫缩的激素来实现的（见99页）。宫缩促进宫口扩张并推动宝宝进入产道（阴道）。随着宫口的扩张，宫缩将越发频繁而持久，以加快产程进展。宫口从1厘米扩张到2厘米，常常比其从5厘米扩张到6厘米耗费更长的时间，甚至从5厘米到开全（约10厘米）所需的时间还要长。

下降 随着宫口缓慢扩张，你将经历腹痛。这种疼痛有助于促使宝宝的下降。

胎位 胎位决定宫口扩张的效率。如果是枕后位，常会因俯屈不良而不能有效压迫并扩张宫颈，因此可能会影响产程的进展速度。

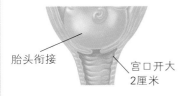

胎头衔接　　　宫口开大
　　　　　　　2厘米

1 产程初始阶段 宫颈变薄并逐渐扩张（宫口开大）。这一阶段宫缩常不规律且需要一些时间。

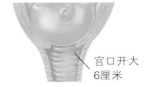

宫口开大
6厘米

2 在接下来的8~18小时 （平均），宫口将完全扩张以便胎头及肢体的下降。

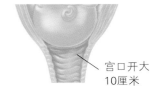

宫口开大
10厘米

3 第一产程结束时 宫口开全，宫缩频繁而强，你要准备用力了。

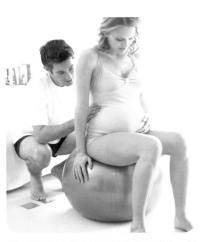

第一产程 这是持续时间最长的阶段，初产妇平均需要14~18小时，经产妇需要8~14小时。随着宝宝的下降，宫缩将逐渐频繁并逐渐变强。

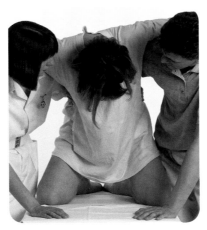

第二产程 你要屏气用力，帮助宝宝经产道娩出。医生会指导并帮助你，以减少会阴裂伤的风险。

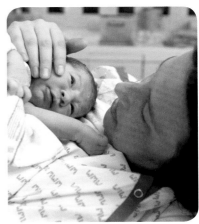

第三产程 你已经把宝宝抱在怀里了，但此时还需要娩出胎盘。在征得你同意之后，可能会使用缩宫素以加速胎盘娩出，从而减少产后出血的风险。

我是否临产了?

随着孕期的进展,你可能经历不规律的无痛性宫缩。这种宫缩很容易被误认为临产宫缩,因此在去医院之前先确认是否出现临产的迹象。

何时需要求助

尽管大多数初产妇的产程会持续数小时(通常时间会更长),但有些准妈妈会生得比较快。

不要惊慌 无论你感觉如何,努力使自己保持平静有助于产程进展。当你出现以下情况时,可电话联系医院:

★ 如果宫缩强而频,或你出现强烈的排便感时,需要立即去医院。

★ 破水,无论是突然涌出还是缓慢流出。

★ 胎动较平时减少。

★ 出现阴道出血,但其中不伴有黏液(血性黏液)。

★ 出现发热,视力变化,严重的头痛或腹痛(或横膈膜疼痛)。

★ 出现异常的难以描述的尖锐性刺痛,感到头晕或昏厥。

★ 虽然分娩常令人十分难受,但分娩疼痛是逐渐增强的,因此如果突发疼痛必须进行相应的检查。

★ 如果你有胎头即将娩出的感觉,立即联系救护车。

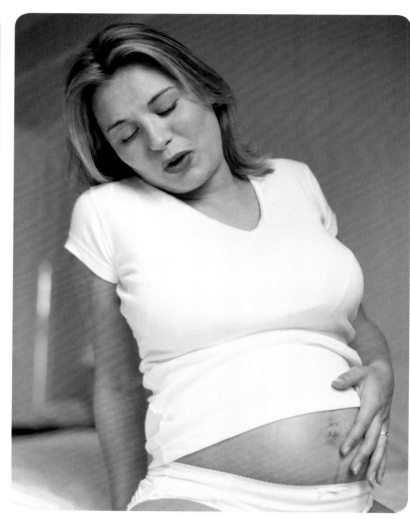

潜伏期 尽管只出现在分娩早期,但仍是第一产程的一部分,所以此期你将经历一些绞痛,类似比较严重的痛经,以及腰背的疼痛。这些疼痛可能会暂时消失,但不要惊讶,这都属于正常的现象。

临产迹象

除了其他症状，出现强烈的收拾或布置房间的意愿也可能是即将临产的迹象。尽管想要熨平枕套的意愿强烈得令人费解，也请你放弃这个念头。你需要为即将到来的数小时甚至数天保存体力。

充分准备 你自认为临产了，可去了医院又被送回家，虽然令人感觉沮丧，但只要你和宝宝平安，你发出多少次假警报都没关系。大多数准妈妈会出现以下列举的一些症状，但你可能不会一一经历。请记住，所有产程早期都不平静，你会经历强烈的宫缩，每次宫缩之后会有一段间歇。你可以充分利用宫缩间歇休息。

常见的临产迹象包括：

★ 分娩前出现排便次数增多、呕吐或恶心。

★ 腰背部疼痛。

★ 规律宫缩逐渐频繁并增强（尽管如此，如果疼痛消失也不要惊讶，这属于正常现象）。

★ 见红（宫颈黏液栓排出所致，可能呈血性）。

★ 破水，可能表现为缓慢排液，也可能是大量液体涌出（不要因为流出的羊水量而感到紧张，宫内还有很多）。

★ 如果宫缩间隔时间很长，那你很有可能还没有临产。临产宫缩有其独特的形式。尽管如此，如果同时还伴有其他症状，记得向医生咨询。

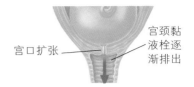

宫口扩张　宫颈黏液栓逐渐排出

1 随着分娩临近，在血液中的前列腺素的作用下，宫颈逐渐变软。

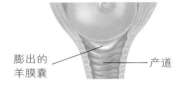

膨出的羊膜囊　产道

2 羊膜逐渐膨入宫颈管内，羊膜发生破裂（破水）常提示产程即将临近或已经开始。羊水可能大量涌出，也可能表现为细流。

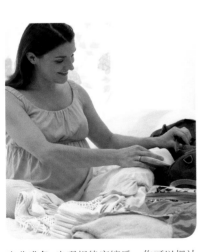

充分准备 出现规律宫缩后，你可以把计划带上的零食或饮料放入待产包中，然后放松心情。大多数准妈妈尤其是初产妇，还要等上一段时间才会临产。

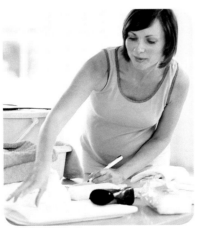

待在家里 如果你计划在家分娩，当你感觉自己要临产了，便可以开始为医生的到来做准备了（见91页）。保持平静，适当休息并吃点东西。

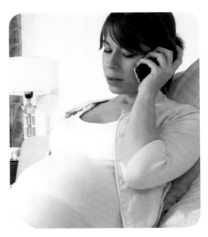

重要的电话 当你开始出现规律宫缩，电话联系你的爱人，并通知医院，因为医生需要提前为你做准备。

第一产程

第一产程又可以分为独立的两个时期：潜伏期和活跃期。这两个时期都需要耗费一些时间。

重要提示

许多准妈妈是在夜里临产的。如果你也是这样，可以试着继续睡觉。因为在产程进入活跃期之前，还要过很长一段时间。

有什么变化?

★ **首先，宫颈会软化并缩短**，这可能发生在临产前数周左右。

★ **出现宫缩** 并逐渐推动宝宝进入产道。

★ **宫缩会逐渐频繁** 且每次宫缩的压力更强，持续时间也更长。

★ **当宫颈** 由闭合状态逐渐扩张到10厘米时，即为宫口开全。

★ **尽管你可能已经见红、宫缩及破水** 但只有当宫口扩张到至少3厘米以上时，你才真正确定是临产了。

★ **宫口开全可能需要14小时**（或者更长的时间）。

★ **临产初期常见的宫缩间隔大约10分钟** 之后逐渐频繁，到第一产程结束时宫缩间隔仅30秒左右。临产初期宫缩每次大约持续40~50秒，第一产程结束时每次宫缩持续可能超过1分钟。这些都能帮助你的宝宝离开子宫降临人世。

★ **第一产程末期** 称为过渡期，这也是产程中最艰难的时期。过渡期常持续约1小时左右，宫缩更加强烈。

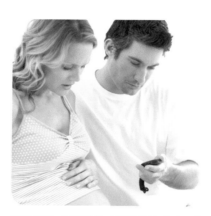

计时宫缩 宫缩开始时便可以计时了。当宫缩逐渐规律且越发频繁时，你就能确定自己已进入产程早期阶段了。

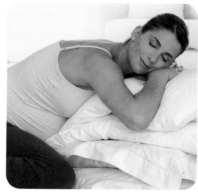

休息 尽管分娩在即让你兴奋不已，但还是要多休息。产程早期尽量采用直立的体位，这样有利于产程进展。

胎先露的位置

你可能会听到医生说起"胎先露的位置"。

衔接 "胎先露的位置"指的是宝宝在骨盆中下降的过程中胎头衔接的程度。当胎头最低点（如果是其他胎位，则为身体的其他部位）到达坐骨棘平面（位于骨盆中点的骨性突起）时，用"0"或"衔接"进行描述。衔接可能发生于临产前。临产时先露可能位于"-1"（坐骨棘平面上1厘米）、"0"，甚至"+1"（坐骨棘平面下1厘米）。

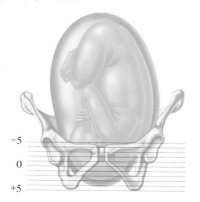

-5
0
+5

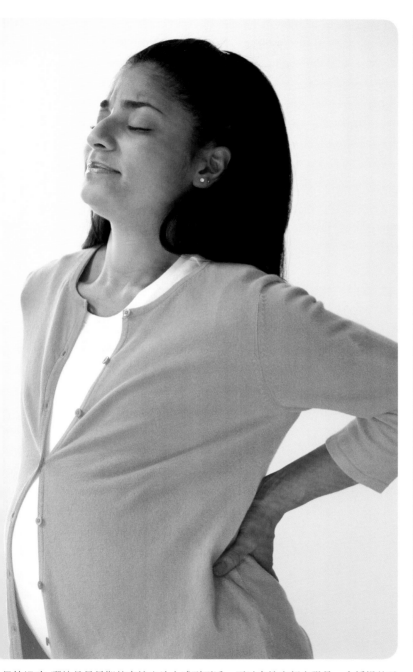

保持运动 哪怕是最早期的宫缩也让人感到不适，不过宫缩变频变强是一个缓慢的过程，因此你还有机会进行调节。试着保持运动，重力的作用可促进宝宝下降，有助于产程进展。

你的情绪状态

分娩过程中你的情绪起伏会很大。刚开始的时候你可能兴高采烈，当你真正感受到疼痛的时候会变得焦虑，这都是正常的。

保持平静 产程的每个阶段对你的身心都是一个挑战，采取正确的处理方法是极其重要的。早期阶段，应该在安全舒适的环境中保持放松状态。从陪产人那儿获取尽可能多的支持，尽量分散自己的注意力，到必要的时候再集中精力。

保持专注 进入活跃期后，许多准妈妈会慌乱或失控。请记住，深呼吸能帮助你缓解宫缩的疼痛，你也可以选择一些其他的镇痛方法。当你感觉坚持不住的时候，想象一下怀抱宝宝的情形，你就会觉得一切都是值得的。练习放松及正向想象的方法能很好地带你保持平静。

不要担心 许多女性在分娩过程中会变得愤怒、易激动，这是正常的，是由于紧张、体内激素及高涨的情绪状态所致。还有不少女性则表现得粗鲁无礼，甚至会大声叫骂或向她的爱人大喊大叫。请记住，你正承受着巨大的身心压力，短短几小时后，这些压力将被完全遗忘。

分娩早期的体位

保持运动并采用一个舒适的体位，不但能帮助你缓解不适，也有利于产程的进展。

重要提示

有效的体位能促进产程的进展，其中某些支持体位（见下）能帮助你在宫缩间歇保持舒适并得以休息。

如何坚持完成产程

分娩是一个缓慢的过程，因此要尽可能多地寻求陪产人和医生的帮助。随着产程的进展，请记住：

放松 配合宫缩的节奏，试着想象此时宝宝正在骨盆中旋转以便胎头能更好地压迫宫颈。

呼吸 在宫缩间歇时持续缓慢地深呼吸，宫缩出现时则采用规律、放松的呼吸方式。放慢呼吸速度以确保肺里充满空气，用5秒钟的时间经鼻腔吸气，再用7秒钟的时间经嘴呼气。随着产程进展，你可以调整呼吸的模式（见92页）。

相信自己 你的身体已经为这一时刻接受了9个月的训练；在体内释放的激素作用下，骨盆韧带软化并具有伸展性；胎头也会调整形状以便顺利通过产道。

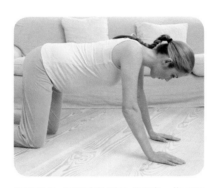

四肢着地 如果感觉疲劳或背痛，你可以像这样跪在地上。如果胎位是枕后位，这种姿势还有利于纠正胎位。另外，在宫缩后需要休息时也可以采用这种姿势。同时，这还是一种适宜于分娩的体位，能降低会阴裂伤的风险。

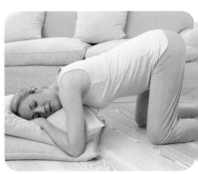

柔软的支撑物 双膝跪地，臀部抬高，身体前倾靠在软垫上，这样做的好处是有利于缓解背痛，尤其适用于胎位为枕后位的情况。当产程进入过渡期，你想对抗排便感时，也可以采取这种姿势。

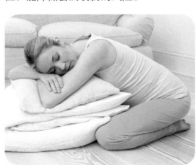

直立位休息 在地板上放一堆枕头或软垫，跪靠在上面，这样做能使你保持直立以促进宝宝下降。你也可以来回地移动臀部以缓解不适。

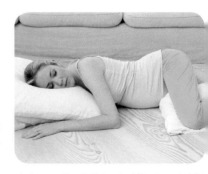

为自己充电 宫缩间歇时你可以屈膝侧卧，并用枕头为腿部提供支撑。虽然运动有利于加速产程，但你也要适当地休息一下为自己补充体力。

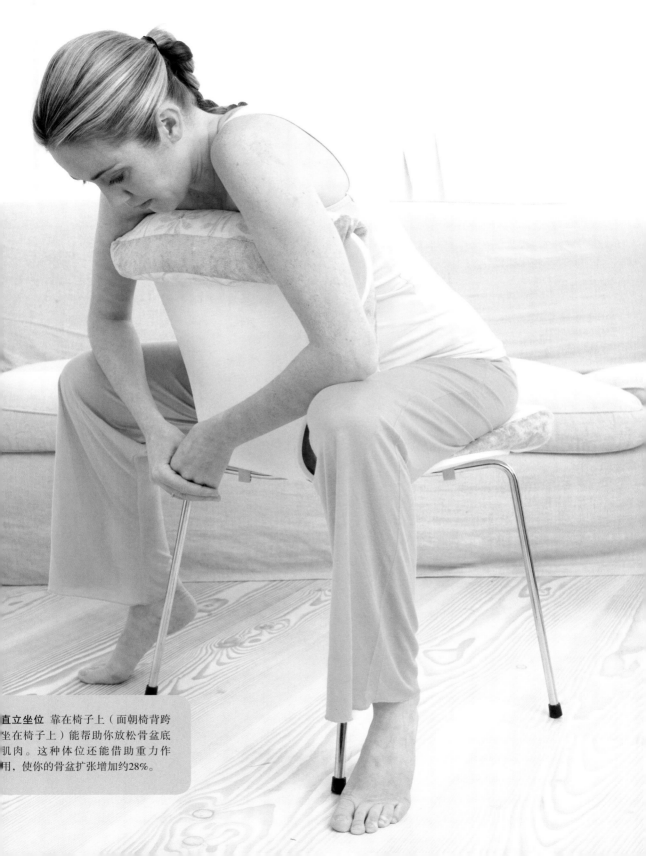

直立坐位 靠在椅子上（面朝椅背跨坐在椅子上）能帮助你放松骨盆底肌肉。这种体位还能借助重力作用，使你的骨盆扩张增加约28%。

保持乐观的心态

分娩就像是一场马拉松比赛。在产程中保持自信、积极的状态对你大有益处，而且能让你感到更加舒适。

积极应对疼痛

我们已经习惯把疼痛看作身体出现问题的信号，但分娩时的疼痛却是积极而且正常的。因此，在这个过程中你要保持放松状态：

不要焦虑 尽量不要紧张害怕，因为这些情绪会促进体内肾上腺素的分泌，从而使疼痛更加剧烈。焦虑情绪还能对你的呼吸产生影响，导致机体缺氧，进而影响产程的进展。

分娩疼痛是可以忍受的 一项研究发现，只有约20%的女性认为分娩是恐怖而痛苦的过程；另有20%的女性在产程中能稍事休息，她们感觉自己疼痛的程度并不强。虽然产程中的不适是不争的事实，但如果你能提醒自己，自古以来无数女性都经历过这个过程，可能对减轻疼痛有所帮助。

克服疼痛 利用所有你学到的方法来战胜疼痛。另外，将最终能把挚爱的宝宝抱在怀里设定为目标，试着把每次宫缩看成又向目标迈进了一步。

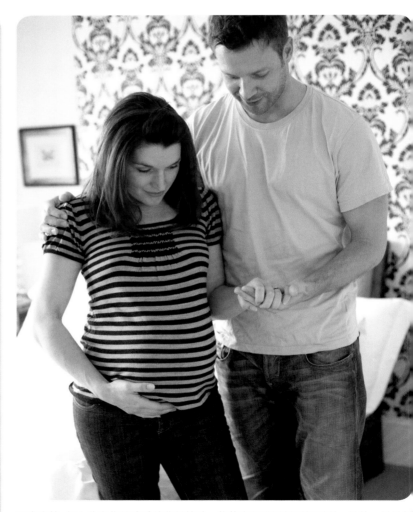

寻求支持 与人分享你的感受并获得鼓励，能使产程进展得更加顺利。另外，尽量保持运动的状态也十分重要，尤其在产程早期的时候。保持运动是你迈向最终目标的卓有成效的一步，也能帮助你振奋精神。

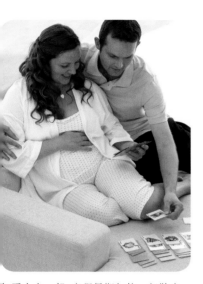

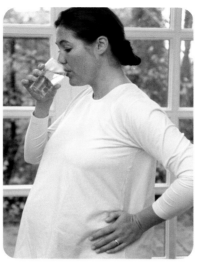

与爱人在一起 产程早期与他一起散步、看DVD或玩棋牌游戏，都有助于分散注意力，从而顺利度过这一时期。另外，能顺便休息一下就更好了，因为还有漫长的一夜在等着你呢！

保持水分充足 分娩过程中需要喝大量的水来保证体内水分充足。有证据显示，当机体处于脱水状态时，宫缩疼痛更加剧烈。吃一些清淡爽口且富含营养的食物对产程的顺利进展也有重要作用。

促进产程顺利进展的方法

很多时候，当你认为一切进展顺利的时候，产程却出现停滞了。尽量不要沮丧或有挫败感，而要把注意力集中在关于宝宝降生等积极的想法上。试试以下这些方法：

轻快地散步 尽管你可能不会特别有精神，但是在不平的地面上散步有助于宝宝下降并因此诱发宫缩。

试试反射疗法 让你的爱人同时揉捏你的第二、三脚趾（第一脚趾即大脚趾），松开，然后重复。这个动作能直接作用于子宫。

按摩 有些简单的方法对缓解不适会有帮助。保持放松能促进产程进展，而按摩是使你放松的好方法。按摩的时候可以用一点精油，如薰衣草精油就比较适合，不同的浓度都能发挥作用，或者对你刺激或者使你放松。

保持正向积极的想法 当你焦虑的时候，对自己说：我能行，我的宝宝就要来了，我很强壮而且能忍受宫缩的不适。

咨询你的朋友 与有过顺产经历的朋友交流，能给你安慰，使你充满自信，相信自己也能做到。自信、积极的心态不仅能减轻分娩疼痛，并且对顺产有利。

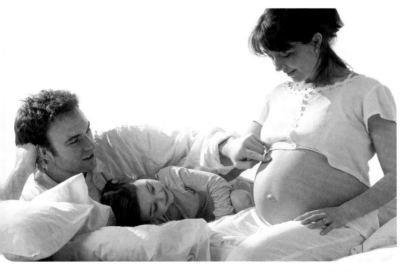

与家人一起放松 尽可能延长待在家里的时间，将有助于缓解焦虑并使你感到更安全。如果疼痛逐渐增强，建议你把其他的孩子托付给别人照顾，以保证他们不会被吓到。但是，如果你感觉疼痛尚能忍受，你可以与他们聊天，让他们也参与进来。他们知道新的家庭成员即将到来，一定会十分兴奋。

胎儿监护

一旦临产，医生将定时对你和宝宝进行监护，以便了解产程进展以及你们的情况是否正常。

重要的事

如果你担心宝宝，可以做一些检查来了解他在子宫内的情况。医生会从宝宝的头皮取一点血样以检测他体内的血氧水平。

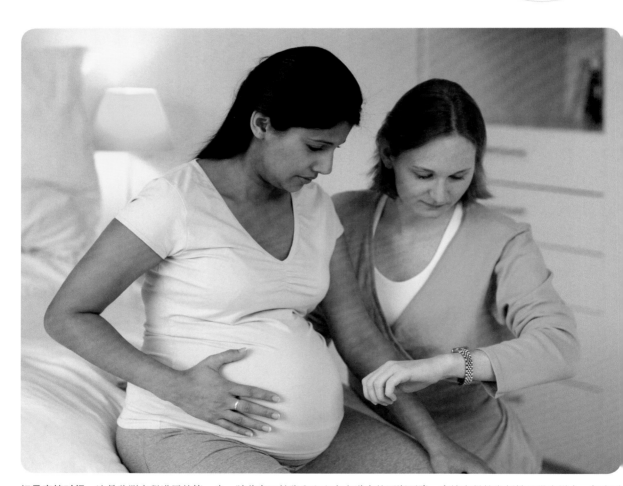

记录宫缩时间　这是监测产程进展的第一步。随着宫口扩张和宝宝在产道内的逐渐下降，宫缩变得越发频繁且强度增大。但有时候即使已经进入产程，也可能出现宫缩消失或减少的现象。如果出现类似情况，需要进行一些人工干预，如静脉点滴缩宫素等，这样可以重新进入产程（见99页）。过长的产程对你和宝宝都不太好。

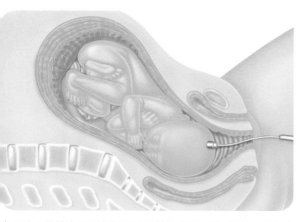

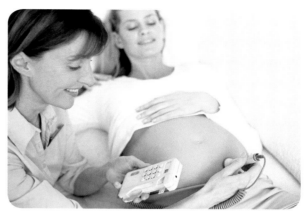

电子胎儿监护（EFM） 如果属于高危妊娠，可以通过一个与宝宝头皮（如果为臀位，则为臀部）相连接的电极接收并输出胎心率（见下），检测是否存在胎儿窘迫。这些输出的数据是不断变化的，因此不用担心。

可移动监测 如果不属于高危妊娠并且不想被胎儿外监护仪绑住的话，可由医生使用手提式设备听诊胎心。每15分钟或每次宫缩后，医生听诊一次，进入第二产程之后变为每5分钟听诊一次。

什么是胎儿外监护?

产程中，通过两个分别置于宫底和胎心部位的电子传感器监测宫缩及胎心率情况。与传感器相连的机器将输出报告，即所谓的"胎心监护图"。

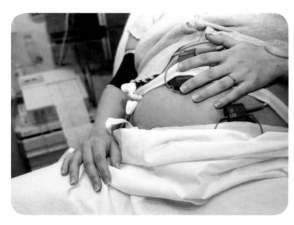

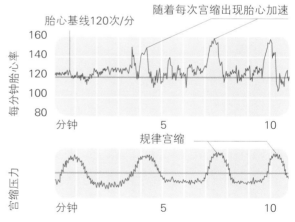

胎心率 将被仪器描记下来，其下限为110~120次/分（见右上）。当宫缩出现时胎心率会先增快，然后降回基础水平，这种现象是完全正常的。医生从描记的结果中寻找是否存在提示胎儿窘迫的胎心变异类型。

宫缩 也将被描记下来以了解其持续时间和频率。如果宫口还没有扩张，你可能需要加强宫缩（见99页）。如果属于高危妊娠或接受了硬膜外麻醉镇痛，就需要全程监护，即便一切正常，监护也要间歇地进行。

辅助分娩的方法

产程中有许多方法能够增加舒适度。许多准妈妈发现，让自己保持忙碌的状态能分散注意力，从而忽略不适的感觉。采用一些辅助方法，可以帮助你达到这样的效果。

顺势疗法

顺势疗法在孕期和哺乳期均是安全的。研究发现，它能有效缩短产程并缓解分娩疼痛。请经验丰富的顺势疗法治疗师为你配药，或考虑以下治疗方法：

★ **乌头** 可用于缓解焦虑、不安和恐惧。

★ **山金车花** 可缓解疼痛。临产后，你可以每小时服用30c（c是顺势疗法特有的单位）山金车花，不但能帮你度过这一段令人筋疲力尽的时间，还能缓解产后疼痛并促进产后恢复。

★ **金盏花** 用于裂伤、会阴侧切术或剖宫产手术后，可促进机体恢复。

★ **葳严仙碱** 产程进展缓慢或停滞以及宫缩痛对产程进展无效、宫口无扩张时使用。

★ **洋甘菊** 可用于当你感觉愤怒、烦躁，或难以忍受的疼痛使你不堪重负且想要放弃的时候。

★ **胡蔓藤** 可用于缓解焦虑，但有可能出现寒战、视物障碍等副作用。

★ **碳酸钾** 用于缓解产程中出现的背部疼痛以及宝宝处于枕后位时（见97页）。

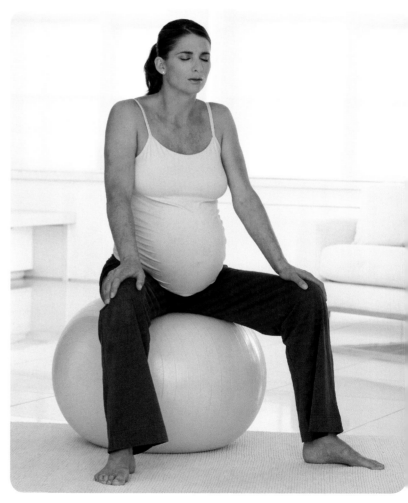

分娩球 可有效缓解孕期和分娩过程中的不适症状。分娩球能为你提供舒适坚实的座位并且能使你保持良好的姿势。产程中你可以坐在球上（同时靠在墙上以获得背部支撑），慢慢地摇摆臀部以调整骨盆的位置和角度，从而促进宝宝沿产道下降。

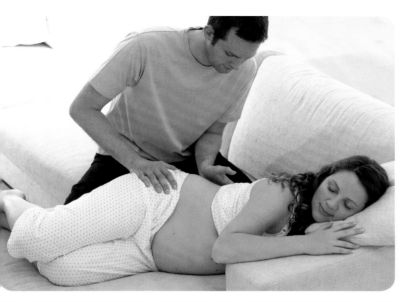

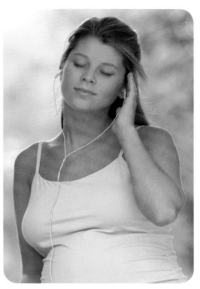

安摩 是缓解疼痛及紧张状态并且改善情绪的良策，整个产程中都可以进行。你还可以配合使用一些精油以增强疗效。其中以薰衣草（减轻疼痛、放松肌肉并且抗抑郁）和洋甘菊（抗炎并且镇静、安抚情绪）为最佳。

音乐 听音乐对分娩也大有帮助。开始可以听一点轻柔能安抚情绪的音乐，当产程中比较难受的时候可以换为舞曲。

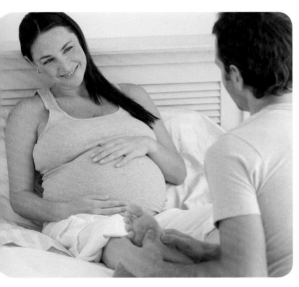

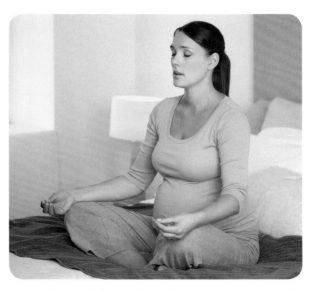

足部按摩 产程早期可采用简单的足部按摩来放松并缓解疼痛。你自己要知道怎么进行按摩，或者鼓励陪产人提前向注册按摩师学几招，也不失为一个好主意。

催眠分娩 需要先掌握一些自我催眠、放松及调整呼吸的技巧。整个产程中，你会处于醒着且警觉的状态（而不是恍惚），催眠分娩的支持者称这种深度放松的状态能减轻疼痛、紧张、恐惧及焦虑。

第二产程

当宫口开全后，你将进入产程的第二个阶段，是你用力娩出宝宝的时候了。

重要的事

在第二产程里将出现胎头"着冠"，即能从体外看到胎头径线最大的部位，此时你可以用手摸到宝宝了！

水中分娩

如果你的医生有丰富的水中分娩的接生经验，你完全可以考虑在水中分娩。

安全 无论你使用的是分娩泳池还是大型浴缸，你的宝宝都不会溺水，这是因为娩出后他仍然通过脐带与胎盘相连，并能从中获得所需的氧气。

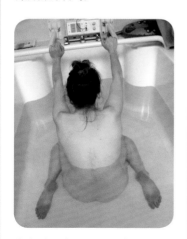

优点 有证据显示，对许多准妈妈来说，水中分娩能减轻分娩疼痛并提高舒适度。

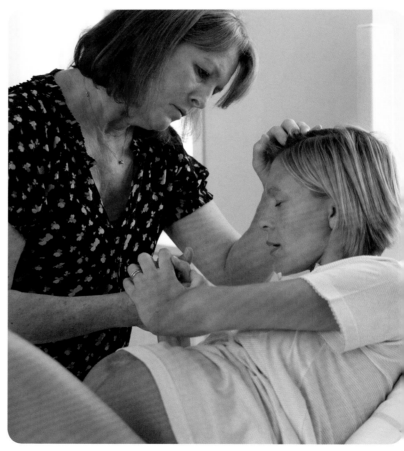

用力的时候到了 第二产程通常持续30分钟到2小时不等，有时可能更长。在经历过漫长的第一产程之后，你会感到筋疲力尽。当你有排便感时，医生会鼓励你向下用力。在这个时候，陪产人在一旁给予你支持和鼓励也是极为关键的。

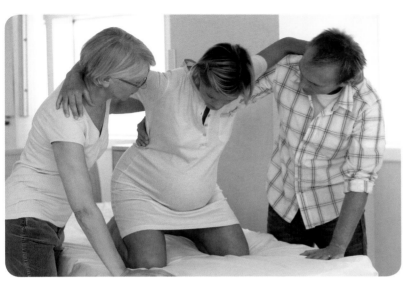

采用舒适的体位 医生和陪产人会一起帮你找到一个舒适的体位。保持直立能使你借助重力的作用娩出宝宝，但你可能会因此感到劳累，所以不妨靠在他们身上。

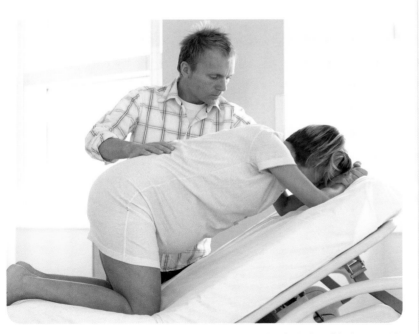

保持直立状态 研究表明，采用直立或肘膝位分娩可有效减轻疼痛，缩短产程和用力时间，降低肩难产（宝宝的双肩卡在骨盆里）及会阴裂伤的发生率。

陪产人的任务

不要低估陪产人的作用，尤其是当你在第二产程用力将宝宝娩出产道的时候。

陪产人需要：

★ 了解你的分娩计划并确保你和宝宝正在接受的处置就是你想要的。

★ 给予你支持和鼓励，最好还能与你保持眼神的交流。

★ 在宫缩间歇，利用按摩、分散注意力等辅助分娩方法帮助你保持放松状态。

★ 会用某种自然疗法帮助你度过每个阶段，并且能小心地为你进行疼痛管理。

★ 帮助你找到一个舒适的体位，能在不奏效的情况下提出建议。

★ 当你用力的时候鼓励你深呼吸。

★ 当你需要停止用力或抵抗排便感时，帮助你分散注意力。

★ 当你需要帮助或出现问题时，能代你求助并能代你说明情况。

★ 确保你充分进食、饮水。你可能什么都不想吃，但产程中需要保持水分充足。小口喝水或含点冰块能有所帮助。

★ 当你筋疲力尽时，喂给你一些糖块或运动饮料。

★ 当胎头"着冠"时，把一面镜子放在阴道前面，你将第一次看到宝宝的样子。

★ 还可以帮宝宝剪断脐带。

★ 最为重要的是给你爱、支持和鼓励。

最后用力

第二产程即为用力娩出宝宝的阶段。你将出现强烈的排便感并想向下用力。随着每次用力，宝宝在产道中逐渐下降直到最终与你见面。

关于第二产程的建议

- ★ **排空膀胱** 能有助于娩出宝宝。

- ★ **尽量保持直立体位** 重力作用能提高每次用力的效率。

- ★ **用力时尽量不要屏气** 此时机体需要充足的氧气以便每次用力更加有效。

- ★ **如果你感觉疲惫** 或接受了硬膜外麻醉镇痛，可以采用左侧卧位。这个姿势有助于改善血液循环，缓解背部压力，并且有利于扩张骨盆。

- ★ **听从医生的指导** 医生将帮助你掌握用力的时机，确保能与每次宫缩配合。

- ★ **经常改变体位** 将有助于调整胎位并促进宝宝在产道中移动。

- ★ **宫缩间歇调整呼吸** 以保持平静和专注。

重要提示

医生会为你监测胎位，因此请听从医生的指导。为了帮助身体逐渐打开，宫缩时医生可能会让你呼气而不是用力。

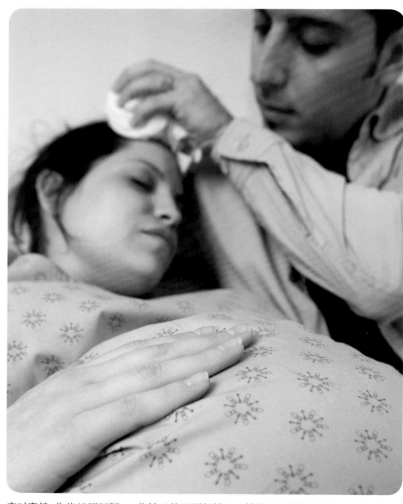

应对宫缩 你将经历间隔2~3分钟（甚至更频繁），持续约1分钟的宫缩。在你筋疲力尽的时候，宫缩时间显得更长了。随着每次宫缩，你会出现自发的排便感，此时你需要拼尽全力地向下用劲以娩出宝宝。

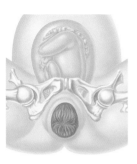

着冠 当可以看到宝宝头部最大径线时即为"着冠"，这是第二产程开始的标志。随着胎头向下压迫盆底，你会有排便感并不由自主地想向下用力。

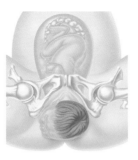

胎头娩出 你开始随着每次宫缩向下用力并一点点地娩出胎头。如果宝宝有脐带绕颈或绕身，医生将在此时帮他解除缠绕。

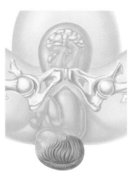

胎体娩出 接下来将娩出宝宝的身体，这个过程通常非常快。医生会在下次宫缩时轻轻地帮宝宝娩出双肩。

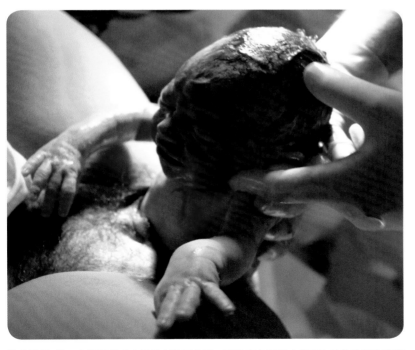

娩出胎儿 找一个舒适的直立体位有助于分娩，因为直立时重力作用会让你的每次宫缩更加有效。另外，四处走动也能加速分娩。但不要让自己过于劳累，这一过程可能会持续长达3小时之久。如果你想躺下分娩，医生会帮助你采用这种体位。重点是放松，并听从身体的需要。

会阴侧切术和会阴裂伤

大约有2/3的产妇分娩后需要缝合。

何时切开 一旦宝宝着冠，必须扩张阴道口以便其顺利娩出。如果医生觉得有必要（例如出现胎儿窘迫需要尽快娩出，或是医生认为你存在发生严重裂伤的风险），她将询问你是否愿意接受会阴侧切术（在会阴部位做一个小切口）。会阴侧切术和较大的会阴裂伤都需要缝合，小的裂伤可以不缝合等待其自然愈合。缝合前会实施局部麻醉，因此你不会感到疼痛。

恢复 分娩后伤口会逐渐愈合，在此期间你会感觉不适。排尿后用温水冲洗外阴有助于减轻不适，服用止痛药或使用冰袋也能减轻疼痛。尽管会阴侧切术的伤口恢复起来需要较长的时间，但大多数伤口都在数周后明显好转。

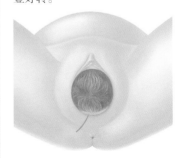

会阴侧切术 即切开阴道与直肠之间的肌肉组织。

生命伊始

从宝宝趴在你胸口的那一刻开始，你的生活就彻底改变了。一看到这个新生命，分娩过程中的痛苦会被你忘得一干二净。

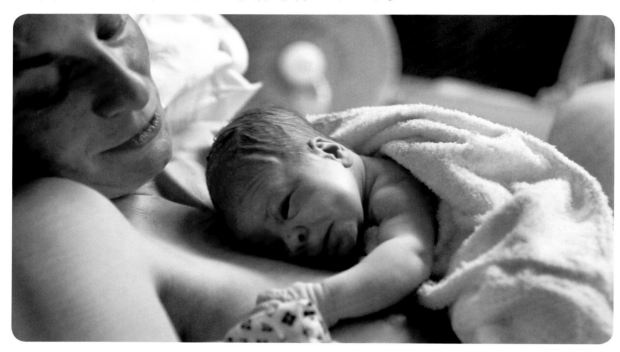

早接触 宝宝一出生就会被放在你的胸口上，与你的肌肤接触，这样有利于建立母子之间的纽带关系并尽早开始母乳喂养。他会快速地找到乳头，开始吸吮。好好享受这平静的时刻和这非凡的成就吧！

新生儿长什么样子？

当你第一眼看到他却发现他长得和你想象的完全不同时，你可能有点惊讶。也许他的头被明显拉长或塑形，双眼和生殖器看上去有点水肿，鼻子又扁又平。但在24小时之后，这些因分娩导致的变化就会完全消失。

皮肤 新生儿全身覆盖着白色蜡样的物质，即胎脂。胎脂在宫内能保护宝宝的皮肤。他的身上和指甲缝里可能还有血、羊水和绿色的胎便。早产儿全身覆盖着绒毛，即"毳毛"。许多宝宝出生时有胎记，如毛细血管扩张斑（眼睑及颈后部），这种胎记在一段时间后即会消失。

头发 有些宝宝出生后有头发，有些宝宝则没有。这个阶段的发色与长大后头发的颜色无关。

眼睛 出生数月后宝宝眼睛的颜色会发生变化。

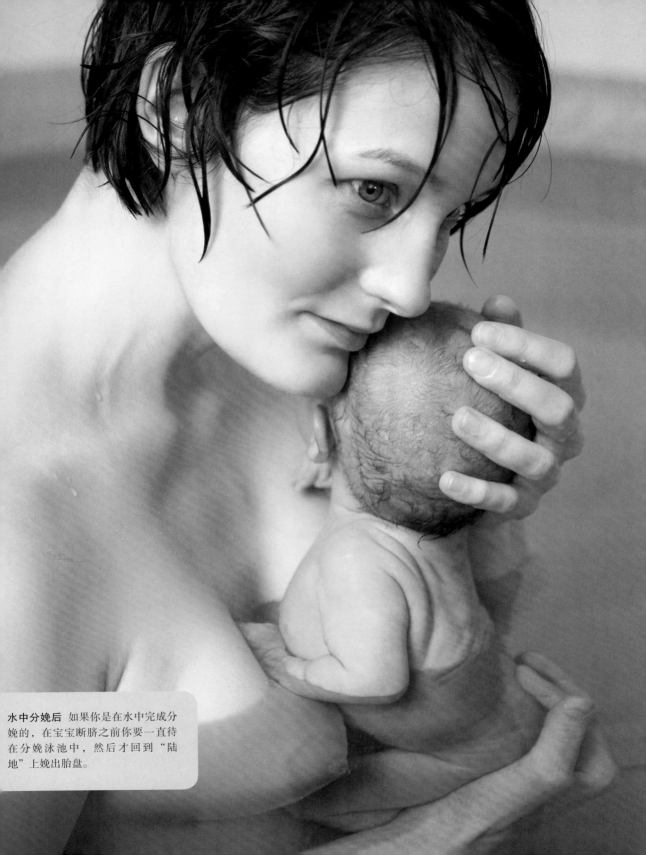

水中分娩后 如果你是在水中完成分娩的，在宝宝断脐之前你要一直待在分娩泳池中，然后才回到"陆地"上娩出胎盘。

助产

并非所有产程都会按计划进展，特别是当你精疲力竭或出现胎儿窘迫时，就需要得到一点儿帮助，以便你尽快娩出宝宝。目前主要有两种助产方法：产钳助产和胎头吸引器助产。这两种方法可以说是各有利弊。

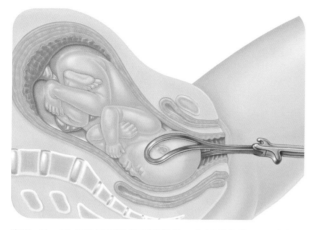 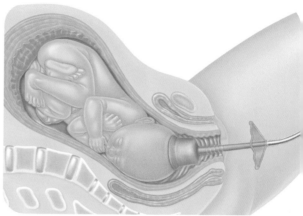

产钳 是一对末端呈弧形的不锈钢钳，将弧形部分置于胎头两侧，通过牵拉作用娩出胎儿。这种方法的成功率较高，且风险较小，但宝宝可能会有皮肤擦伤，而且你可能要接受会阴侧切术（见117页）。这样的话，你在产后仍会感到不适。

胎头吸引器 先将硅胶帽形的胎头吸引器紧贴在胎儿的头顶，然后抽出其中的空气产生负压；当你出现宫缩时，医生将在你向下用力的同时牵拉胎儿。这种方法比产钳的创伤性小，但你可能也要接受会阴侧切术。另外，还有可能导致宝宝头皮水肿。

为什么我需要助产？

虽然许多孕妇会在自己的分娩计划上写明"不用产钳"，但还是应该认识到，在某些情况下，助产是必须的。你可以在分娩前询问医生，当你需要助产时是否能选择助产方式。如果你出现以下情况即可能需要助产：

★ 你已经完全力竭（可能是因为经历了太长的产程）并且不能继续用力了。

★ 你的宫缩太弱以至于无法帮助宝宝娩出。

★ 胎位异常。

★ 出现胎儿窘迫或胎心率不规则。

★ 宝宝属于早产。

★ 宝宝为臀位或其他难以自娩的胎位（如面先露）。

★ 你的骨盆偏小或属于难以顺娩的形状。

★ 你接受了硬膜外麻醉镇痛，这将意味着你可能很难掌握用力的方法和时机。

★ 宝宝过大。

分娩体位 你需要平卧在产床上，双腿分开，双脚踩在脚蹬上，医护人员会帮你尽快娩出宝宝。你可能需要做会阴侧切术（见117页），以便有空间放置产钳或胎头吸引器。在大多数情况下，医生会对你实施麻醉，如硬膜外麻醉、腰麻或是局部浸润麻醉等。

当宝宝出生后

在宝宝出生数分钟后，用止血钳夹住脐带，然后剪断。之后如果一切正常，你便可以抱着宝宝了。初为人母的激动心情会像潮水一般涌来，有时甚至让你有些招架不住。

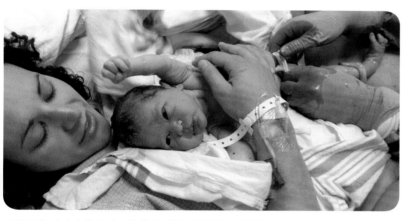

夹住脐带 在宝宝娩出后，脐带还要保留数分钟，其微微的颤动是在为宝宝提供更多的血液和氧气。医生可能会把宝宝放在你的胸口上，然后用止血钳夹住脐带，这样既可以刺激他的生命体征，还能促使胎盘娩出。

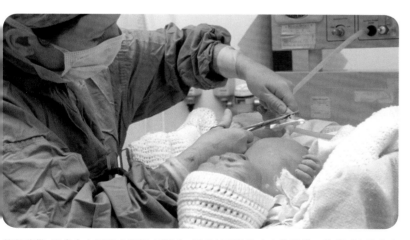

剪断脐带 通常会在距宝宝腹部1厘米和4厘米的两处地方夹住脐带。脐带可由陪产人或医生用剪刀剪断。在这个时候，胎盘仍在你的体内，并将在第三产程中娩出。

你的感觉

新妈妈常常会体验到各种感情——爱、骄傲、惊讶、成就感、震惊以及放松，这些感觉此起彼伏，有时甚至会交织在一起把你包围。

既疲惫又激动 漫长的产程以及在这期间所使用的药物都可能使你感到前所未有的疲惫。在最初的几小时甚至几天之内感到虚弱、变得爱哭，或是出现情绪上的波动，都是十分正常的。

"被掏空"的感觉 在过去长达9个月的时间里，有一个小人儿一直待在你的体内，分享着你的身体并决定着你的生活方式。因此有些女性产后会因为失去"大肚子"及与胎儿之间如此的亲密关系而难过。

性别与预期不符 如果宝宝的性别与你预期的不同，可能会让你感到些许失望。给自己一点时间，把注意力放在宝宝身体健康、状况良好上。对宝宝的爱将能很快平复这些情绪。

第三产程

在宝宝娩出后，整个产程还剩最后一步，即娩出胎盘。对大多数女性而言，这个过程并不怎么疼痛，尤其是在你激动地抱着宝宝的时候，可能根本注意不到疼痛。

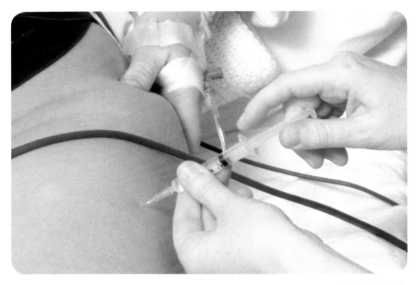

处理第三产程 大多数情况下，医生会给你肌注麦角新碱。这是一种含有缩宫素的复合物，不仅可以促进子宫收缩，还有助于产后子宫复旧。

产后出血

如果第三产程持续时间超过30分钟，你发生大出血的风险将略有增加。

原发性出血 见于产后子宫不收缩时，具有潜在的风险，可能会导致血压下降、脉率增快甚至休克。

继发性出血 如果部分胎盘或胎膜发生残留，你也可能出现大量出血以及/或者继发感染。由于大多数胎盘残留都能得到及时的诊断和处理，因此这种情况是非常少见的。

人工干预还是顺其自然？

宝宝娩出后，脐带将在停止搏动之后被止血钳夹住，然后剪断。在某些情况下，特别是当你需要留取脐血干细胞时（见123页），胎盘娩出会稍微延迟一些。到时你可以决定是经人工干预还是顺其自然地娩出胎盘。

人工干预 可能需要注射麦角新碱（见上），这意味着你不必自己用力娩出胎盘。这种方法几乎不怎么出血，明显降低大出血的风险，而且还能加速第三产程，使之持续大约5~15分钟。但是，麦角新碱可能引起恶心、眩晕等不适，有时还会出现头痛症状。基于这个原因，有些医院直接采用缩宫素以减轻副反应。

顺其自然 有些女性更倾向于自然娩出胎盘。这个过程可能伴随一些不适的症状，大约持续20~60分钟。虽然医生会在需要的时候给药，但这种方法的平均失血量还是会多一些。如果你之前产程较长、进展困难或存在妊娠合并症，则不推荐在第三产程中采用这种方法。

干细胞技术

宝宝的脐血中富含干细胞。干细胞具有分化为各种不同类型细胞的能力，可广泛应用于许多疾病的治疗。

干细胞 宝宝出生后不久，这些细胞即迁移到骨髓中，转变为不同的造血细胞。这种细胞对于治疗那些由于细胞破坏或异常所致的疾病尤其有效，像白血病就有可能通过将新鲜干细胞移植到相关部位后获得缓解。

留取脐血 你可以留取宝宝的脐血并储存在脐血库里，这样不仅可以在他将来生病的时候用于治疗，还可以帮助别人。留取干细胞需要在宝宝娩出后，尽快钳夹脐带并抽取脐血。由于过早断脐可能导致宝宝无法获得充足的血液，还可能影响第三产程，因此有些专家反对这种做法。如果你想留取干细胞，需要提前告知医院，并了解脐血采集和储存的方法。

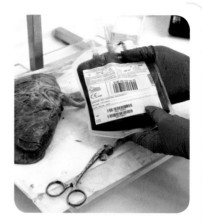

为将来储备 宝宝娩出后便可立即留取并储存脐血。

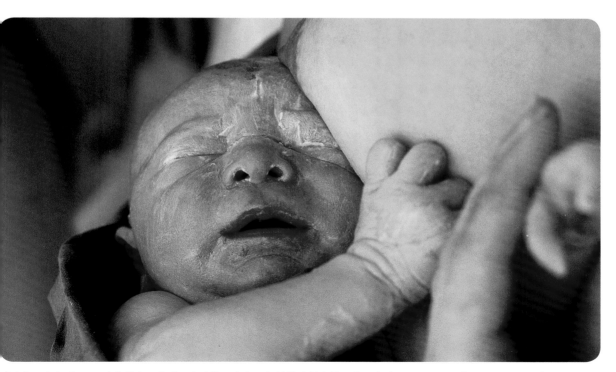

辅助第三产程 把宝宝贴在乳房上有助于发动第三产程。如果你选择在第三产程中采用人工干预，你很可能因为全神贯注地看着宝宝而完全意识不到胎盘娩出的过程。另外，由于能够协助胎盘和胎膜娩出、控制出血量，也是许多女性选择这种干预方式的原因之一。

额外的帮助

无论你准备得多充分，产程仍有可能不如你所期望的那样进展顺利，因此你也许需要接受人工干预。如果情况是你未曾预料到的，请试着调整自己的心态。

产程过长时的处理

由于受宝宝的大小、胎位、宫缩强度甚至骨盆形状的影响，产程持续的时间可能比预期长。下面是一些对你有帮助的方法：

★ **试着放松** 恐惧会影响那些能促进产程进展的激素的分泌。逐步营造你想要的分娩环境，如果你感觉舒适将更容易放松。

★ **吃点喝点** 即便只是吃几口东西或是抿一点清凉的饮料，也能对你起到安抚的作用。

★ **尝试芳香疗法** 精油既可以用于沐浴也能用于按摩。薰衣草不仅能使你平静、放松，还能帮助你储存体力；乳香有助于减轻疼痛，能帮助你深呼吸并使你充满活力。

★ **最重要的是不要惊慌** 医生会告知你是否需要额外的帮助。

重要建议
产程中最正常的状态是能在经历长期剧烈活动之后得到休息——试着利用安静的时候喘口气或打个小盹儿。

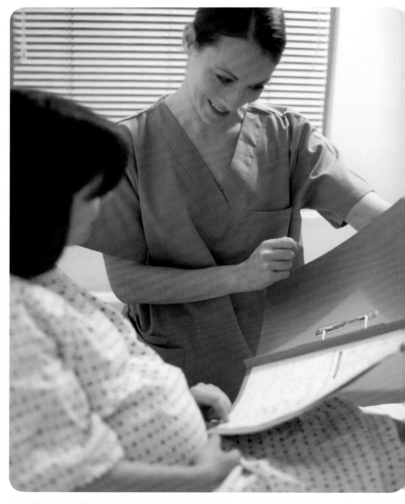

促进产程 如果宫缩变得时有时无或是逐渐减少，其效果将大打折扣，此时医生可能征求你的意见，是否愿意接受静脉点滴麦角新碱以促进产程进展。由于过长的产程将让你和宝宝都疲乏不堪，因此这些有助于加速产程的方法值得考虑。

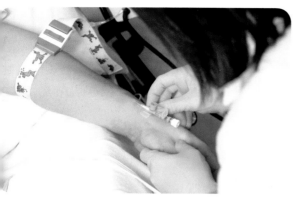

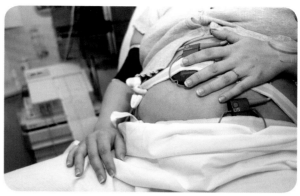

无效产程 如果你的宫缩逐渐减少，这可能是由于胎头没有紧密压迫宫颈，从而无法诱发缩宫素释放所致，因此你可能需要静脉点滴缩宫素，刺激子宫收缩。

加强监护 静脉点滴缩宫素时，需要对你进行监护，以确保宫缩没有过频过强，因为过度的宫缩反而会导致子宫疲劳，从而使产程延长。

臀位分娩

如果是臀位，胎儿能否经阴道分娩取决于具体的胎位。在产程中，医生要对你进行一对一的监测，以确保一切进展顺利，同时还需要另一名医生或护士在场，以便在必要时实施新生儿复苏。

产前 大多数情况下，你在产前便已经知道宝宝是臀位了，这样你就可以试着让他倒转过来（ECV，即所谓的外倒转）。这种方法的成功率大约为50%。

臀位分娩体位 医生为你接生时，你要采用诸如双腿分开踩在脚蹬上、站着或趴着的体位。医生有一套熟练操作的手法以帮助宝宝娩出四肢。在胎体娩出后，可能会使用产钳来帮助胎头娩出。

预防措施 你可能会提前进行静脉输液，以防万一需要行剖宫产。但请不要因此而惊慌，许多臀位胎儿最终都能经阴道顺产，并且没有出现合并症。

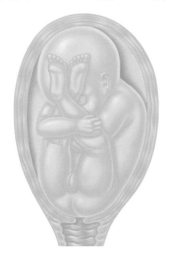

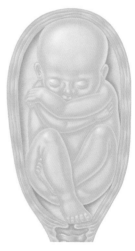

单臀先露 即宝宝的臀部是他身体的最低点，是他直接压迫宫颈的部位。此时他的双髋关节屈曲但双膝关节伸展，双足位于头侧。这种胎位有经阴道分娩的可能。

足先露 也称作"混合臀先露"，这种胎位不可能经阴道分娩。如果孕期发现宝宝是这种胎位，你需要预约剖宫产终止妊娠。

剖宫产术

剖宫产是通过开腹进入子宫从而娩出宝宝的手术过程。剖宫产术可在全身麻醉下进行，也可以在腰麻阻滞或硬膜外麻醉下进行，这样你就能在术中保持清醒的状态。

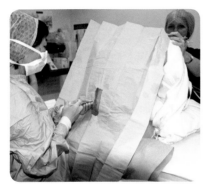

1 **如果你属于计划或择期剖宫产** 你将接受硬膜外麻醉或腰麻阻滞麻醉。通常你的爱人在手术时能陪在你身边。

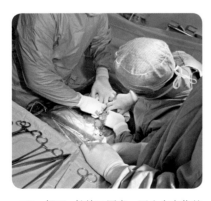

2 **切口** 长约20厘米，医生会在你的下腹部做一个切口，并逐层切开腹壁最终进入子宫。手术过程中你将被持续监护以确保呼吸和心率处于平稳状态。

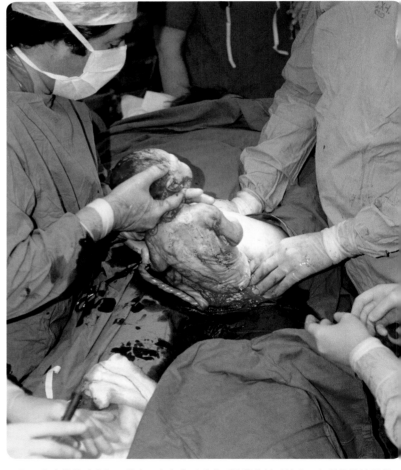

3 **宝宝将从这个切口娩出** 宝宝将于手术开始数分钟后娩出。如果你是清醒的，可能会有被牵拉或按压的感觉，但不会感到疼痛。如果你在手术中出现不适，麻醉师将为你调整用药。如果你接受的是全身麻醉，你将在宝宝娩出、腹部切口缝合完毕后醒来。

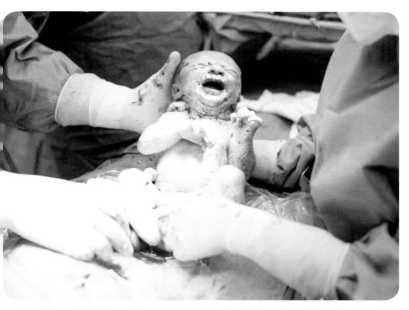

4 脐带在宝宝娩出后即会被止血钳夹住，然后剪断。取出胎盘之后，医生逐层缝合子宫、腹壁肌层以及皮肤。通常采用可吸收缝线进行缝合，缝合皮肤切口时常常会使用钉皮机。

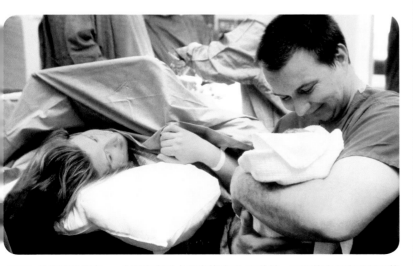

5 从开始到结束 一台剖宫产手术通常持续20~30分钟。宝宝娩出后在进行查体（见132~133页）之前会先交给你的爱人，等到你的状况稳定了便可以抱他了。医生会给你采用一些镇痛措施，以缓解硬膜外麻醉失效后再次出现的不适。

为什么需要剖宫产？

有许多情况需要行剖宫产术，包括：

★ 胎盘低置覆盖宫颈内口（前置胎盘）。

★ 缺氧危及宝宝的健康——无论产前还是产程中。

★ 脐带自宫内脱出（脐带脱垂），经阴道分娩有危险。

★ 出现阴道出血。

★ 长时间的无效产程提示你无法单凭自己的力量安全地分娩。

★ 宝宝为臀位（见125页）或横位（见96页）。

★ 你患高血压或其他疾病。

★ 宝宝太小或太虚弱以致无法耐受经阴道分娩。

★ 宝宝过大，与你的骨盆不相称。

★ 你属于多胎妊娠（见128页）。

急诊剖宫产 当你得知自己必须做急诊剖宫产，可能会感到十分难过。这个时候，你需要医生和你的爱人给予的支持，他们将帮你渡过难关。如果出现以下情况，你可能需要急诊剖宫产：

★ 宝宝的胎心率提示他无法耐受宫缩，换言之，即出现了胎儿窘迫。

★ 宫口停止扩张或扩张缓慢并导致你和宝宝过度疲劳。

★ 胎盘提前从宫壁剥离，有导致大出血的风险。

★ 宝宝下降停滞，可能仅仅是因为他的体积过大，与你的骨盆不相称。

特殊分娩

每一次分娩都是不一样的，有诸多因素可能影响产程进展，甚至会发生意想不到的事，因此你的宝宝也许需要额外的帮助才能得以分娩，或是在分娩后需要接受特殊的护理。

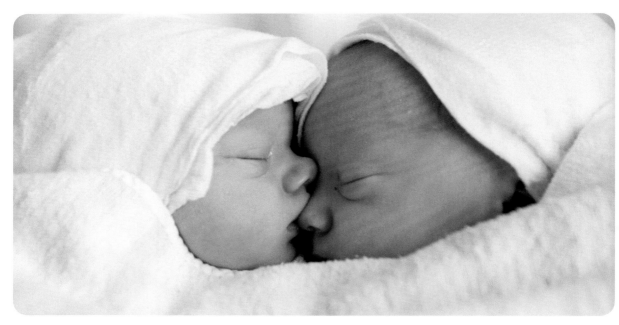

多胎分娩 多胎妊娠的女性通常会在预产期前几周择期剖宫产分娩，从而确保不会因自然临产而威胁到宝宝们的健康。如果你决定要经阴道分娩，那就需要医生来看护产程，并且全程监护你和宝宝们的情况。

多胎分娩

多胎妊娠属于高危妊娠，这意味着你需要接受额外的监护。另外，根据宝宝的位置和妊娠合并症的情况，医生可能会建议你行剖宫产术。如果你能经阴道分娩，两个宝宝将先后娩出。

经阴道分娩 通常要对第一个宝宝使用产钳或胎头吸引器助产，以便医生能尽快为第二个宝宝接生。胎盘通常在两个宝宝都出生后再娩出。第二个宝宝在第一个宝宝出生1小时后再娩出也是比较常见的。由于大多数双胎都比单胎小，这使得他们更容易经阴道分娩。

特殊护理 如果你的宝宝们都已足月，便不需要特殊护理。但是，大多数多胎分娩都属于早产，因此在发育完善之前，宝宝们可能要待在有空气调节器的暖箱里。

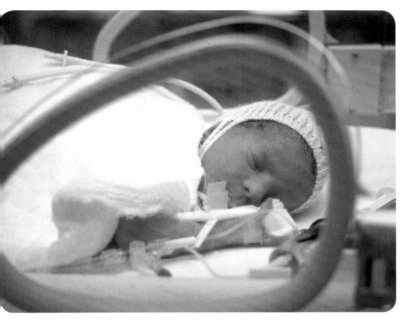

早产儿 孕37周前分娩称为早产。随着技术的进步，现在的早产儿存活率明显提高——哪怕是只有22周大的早产儿。大多数早产儿都必须在特殊的监护病房里待上一段时间。

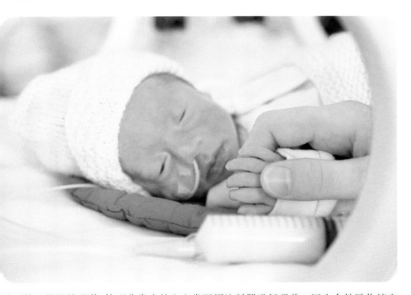

特别护理婴儿的喂养 体型非常小的宝宝常要用注射器进行喂养。医生会鼓励你挤出母乳来喂养宝宝，母乳中含有的营养物质能使宝宝有机会健康地成长发育。

早产

任何一个孕妇都有可能早产，其中有40%的病例病因不明。

可能的原因 目前已知多胎妊娠、子痫前期、产前出血、疾病（如糖尿病或高血压）、宫颈机能不全以及胎儿畸形等都可能导致你在孕37周前分娩。另外感染也有可能诱发分娩。

分娩开始 如果你出现宫缩并越发频繁，即可能已经临产。当你出现胎膜破裂或羊水流出，则早产的可能性更大。而一旦宫口开始扩张，便来不及终止产程了。尽管如此，有些药物能减缓这个过程，能为宝宝赢得更多宫内的时间。使用糖皮质激素还能帮助宝宝出生后正常呼吸。

合并症 孕34周后出生的宝宝，由于其各个系统已基本发育成熟，出现合并症的风险明显降低。不足28周的早产儿必须在有新生儿重症监护病房的医院分娩。早产儿有发生呼吸窘迫综合征（呼吸困难）、低体温（他们还不能调节自己的体温）、低血糖、黄疸（见134页）、感染以及视力障碍的风险。尽管如此，由于早产儿一般都能在早期获得足够的支持，所以许多早产儿都预后良好，他们只是需要得到更多的爱护、照顾以及关注。

新生活的开始

终于，所有的等待都成为过去。当你怀抱着漂亮的宝宝时，产程中的种种担忧也将烟消云散了。随着产后的恢复，你和你的爱人可以开始了解这位家庭新成员了。

产后检查

在宝宝娩出之后，医生会对你进行全面的检查以确保一切正常。

产后检查 医生会评估你的生命体征（脉率和血压），并触诊你的子宫，了解是否正在恢复到孕前的状态。医生会与你探讨目前所经历的疼痛症状以及最好的处理方法，他们还会检查你的会阴，以确保裂伤或侧切伤口正在逐渐愈合。此外，你要测量体温，如果之前贫血，还要同时做血液检查。如果你是Rh阴性而宝宝是Rh阳性血型，你则要在产后72小时内注射抗D免疫球蛋白（见57页）。另外，你还要做尿液检查，以了解肾脏功能是否正常。

出血 所有女性产后都会出血，即所谓的"恶露"。事实上，恶露就是子宫内膜脱落的积血和组织。起初，恶露的量常较多且呈红色（尤其是在整夜平躺之后），之后逐渐减少并变成粉色。在产后10天左右，恶露变为少量黄白色的分泌物。有些女性的阴道出血症状也可能持续到产后4周。

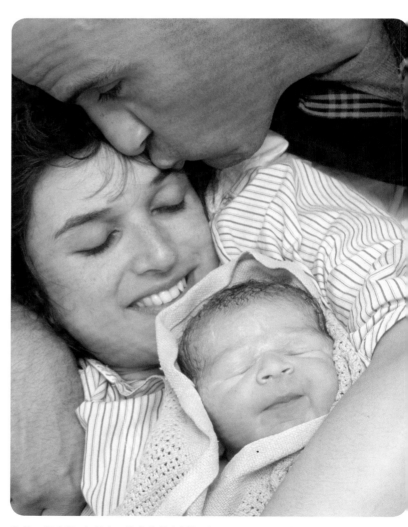

和他一起庆祝 产程中，爸爸自然也累坏了。宝宝一出生，你将和他并肩开始为人父母的新生活。你们要好好地庆祝这重要的时刻，并为这个了不起的成就而感到骄傲。

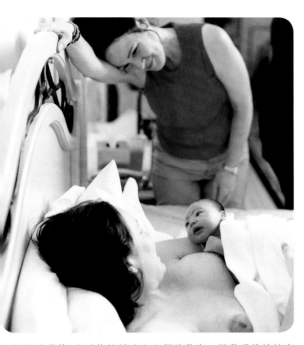

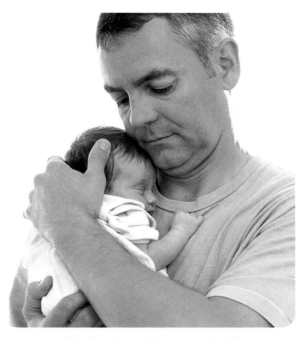

开始母乳喂养 产后你越早让宝宝紧贴乳房，母乳喂养就越容易成功。搂着宝宝进行母乳喂养不仅能够促进你和宝宝之间纽带关系的建立，还能帮助子宫尽快回缩至孕前的大小。

轮到爸爸了 你的爱人会很享受与宝宝独处的时刻，而且亲密的接触也是建立父亲与子女之间的纽带关系所必需的。当然，在孕育宝宝9个月之后，无论把宝宝交给谁，你都会感到紧张不安，但这是你能稍事休息的机会，应好好利用起来。

剖宫产术后恢复

虽然你在术后感觉良好，但剖宫产术毕竟是一种较大的手术，因此，花点时间休息和恢复非常重要。医生会给你开一些有助于缓解疼痛的药物，为了确保你能进行母乳喂养，这些药物都经过了严格筛选并且会对你进行监测。

整理情绪 剖宫产术后尤其是非计划手术之后感到疲劳、悲伤或震惊都是十分正常的。确信你已充分利用医护人员能够提供给你的所有支持，如果你想知道更多的信息以了解为什么必须剖宫产分娩，他们会为你答疑解惑。

母乳喂养 你可以正常地进行母乳喂养了，如果把枕头垫在腹侧以支撑宝宝的重量，你会发现这样更舒服。在你大笑、咳嗽或是上厕所时把一个枕头压在肚子上也能减轻不适。

避免负重 请医护人员为你示范如何在不收缩腹肌的情况下翻身起床，不要试图自己去把宝宝抱起来，而是让别人把宝宝抱起来递给你。剖宫产术后前6周时间里，你能负荷的重量不能超过宝宝的体重。

减轻疼痛 术后疼痛和胀气可能会使你更加难受，呼吸操能帮你减轻疼痛。你可以采用能接受的镇痛方法。

接受帮助 最重要的是要照顾好自己。只有当你自己感觉好了才能照顾好宝宝，这可能要花上几周的时间。你比顺产妈妈更需要好好休息，因此尽量寻求支持和帮助。

出生之后

宝宝出生后，医护人员将对宝宝进行一次评估，确保他能自主呼吸并且一切正常。这一系列的检查和评估是在宝宝一出生就要进行的，通常不用花太长的时间，医护人员将很快把宝宝交还到你怀里。

识别异常

如果发现有潜在的问题，宝宝需要做进一步的检查或监护。常见的情况包括：

★ 低APGAR评分，小于或等于6分。

★ 低出生体重（见下）。

★ 早产儿。

★ 产程较长并且出现了胎儿窘迫。

★ 出现了胎膜早破，且破水与临产间隔超过了24小时。

★ 检查提示宝宝存在畸形。

★ 出现了明显的黄疸（见134页）。

★ 通过生殖器外观难以分辨宝宝的性别。

★ 呼吸及心率过快或过慢。

★ 肤色不健康。

★ 肌肉和神经反射不正常。

★ 体温高于正常。

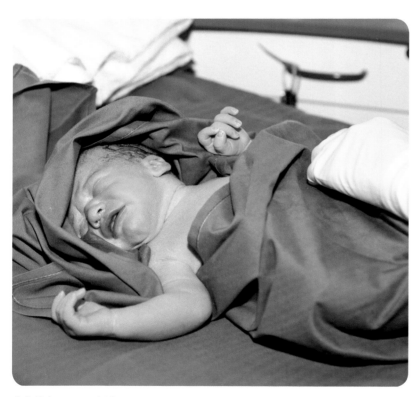

首次检查 APGAR评分（见133页）在宝宝出生后1分钟和5分钟时进行，项目包括肤色、心率、反射、肌张力和呼吸，总分为0~10分不等。除此之外，宝宝还将在产后48小时内接受从头到脚的体格检查以明确是否存在异常，包括头、耳、眼、嘴、皮肤、心脏、肺、生殖器官、双手、双足、脊柱以及神经反射等（见136~137页）。大多数宝宝都能顺利通过这些测试，而且许多病例中即使有一些小问题也很容易解决。如果的确有问题，可能需要做进一步的检查，但即使是这样也不用过分担忧。

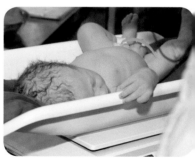

测量 医护人员会给宝宝称重并测量相关径线，他的头围会被记录下来。在10~14天之后，医护人员会继续对宝宝生长发育情况进行测量。出生体重低于2.5千克属于"低出生体重"，这样的宝宝需要特别精心地监护。

APGAR评分

APGAR评分在宝宝出生数分钟后即开始进行，医生通过观察以评估宝宝是否一切正常。这种方法采用5个要素评估宝宝的一般状况，其中每个要素的分值为0~2分。将5个分值相加即得出APGAR评分。满分10分最为常见。

APGAR体征	2	1	0
外观（肤色）	全身肤色正常（手足呈粉色）	正常肤色（但手足为青紫色）	全身皮肤苍白或呈灰青色
脉搏（心率）	正常，高于100次/分	低于100次/分	无心率（无脉搏）
皱眉或做鬼脸（对刺激的反应）	受刺激后躲避，打喷嚏或咳嗽	受刺激后只有面部表情（皱眉或做鬼脸）	对刺激无反应
运动（肌张力）	活跃，能自发运动	手臂及腿部轻微活动	没有运动，肌张力松弛
呼吸	正常频率，有力，哭声响亮	呼吸缓慢或不规律，哭声弱	无呼吸

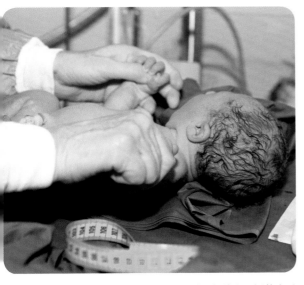

评估和预防接种 宝宝出生后不久便要接受眼部检查，评估有无白内障、感染或其他问题。医护人员将用吸球清理宝宝的鼻道，使他的呼吸更通畅一些，另外还会测量他的体温。经你同意之后，宝宝将接受肌肉注射或口服维生素K的治疗，用以改善其凝血功能。出生后5~8天还会采集他的足跟血，目的是检验是否存在酶缺陷或遗传性疾病。

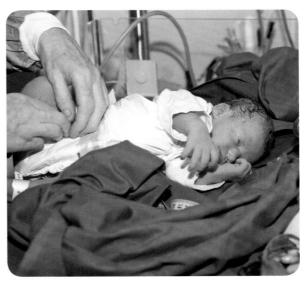

检查外生殖器 由于母体激素会导致宝宝的组织充血肿胀（基于这个原因，有些女宝宝出生后会出现阴道出血），因此宝宝娩出后常常出现生殖器水肿，但很快便能恢复。宝宝的外生殖器需要仔细检查，以确定它们的外观正常并且能正常排尿。如果是男宝宝，则必须检查他的阴茎以确保尿道口位于末端，同时还会检查他的双侧睾丸是否已降入阴囊。

需要特殊照顾的宝宝

如果你的宝宝健康状况存在问题，他将被留在婴儿特别护理病房（SCBU），接受所有必须的观察和治疗。尽管这肯定会让你感到不安，但请你保持冷静。宝宝需要你，他在这里将会得到最好的照顾。

为什么需要特别护理？

在许多情况下，你的宝宝必须送往婴儿特别护理病房。

早产儿 孕34周前分娩的宝宝在呼吸、喂养及保持体温方面都需要额外的帮助（见129页）。多胎妊娠常需要进行产后辅助治疗，不仅是因为宝宝们可能是早产，而且还因为他们的体重常常比足月单胎分娩的宝宝轻得多。

特殊情况 所有体重过轻或是呼吸、心率及循环处于危险状况的宝宝都需要给予额外的关注。母亲患糖尿病或是产程困难的宝宝也要接受一段时间的观察。如果宝宝出生时即出现明显的黄疸，也是要进行特别护理的，因为黄疸通常是由于血液中胆红素逐渐累积所致。

出生后接受外科手术 有的宝宝出生后即要接受外科手术治疗，手术前后他都要在婴儿特别护理病房里接受观察。

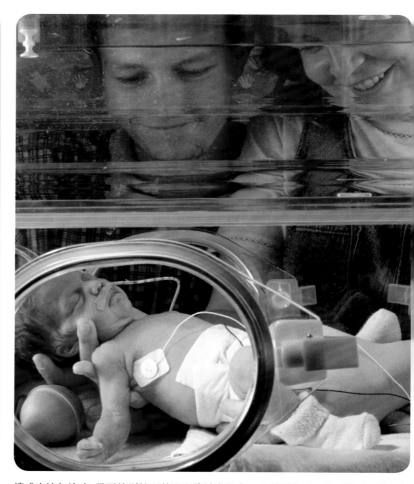

情感交流与治疗 需要特别护理的宝宝将被安置在一个侧面有开口的暖箱里，你不仅可以把手伸进去对他进行按摩和抚触，甚至还可以轻轻地抱着他。不要低估这种做法的重要性，这样做不仅能促进你和宝宝之间纽带关系的建立，还能帮助他复原。抚触已被证明能明显加快宝宝生长发育和康复的速度。

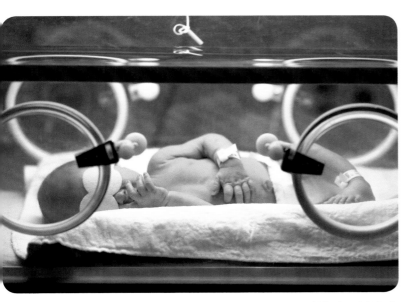

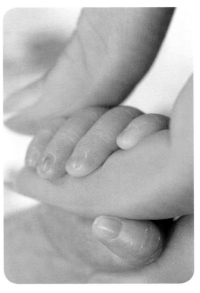

治疗新生儿黄疸 通常把宝宝放在一个看起来与暖箱类似并能发射特殊蓝光的灯箱里，或是用一条能发出蓝光的毛毯裹住他，这种治疗常需要几天时间。治疗的时候还需观察并监测他的情况，以明确肝脏已开始正常工作、胆红素水平正逐渐下降。同时，还要给宝宝补液以确保他能获得足够的水分。

有限的接触 你可能只能这样"静静地握着"，把手轻放在宝宝身上停留数秒。尽管如此，这样做能对宝宝恢复健康产生不可估量的影响。

接受特别护理的宝宝需要什么？

为人父母后的第一个本能便是把宝宝抱在怀里，努力把每件事做到尽善尽美。所以，当你被限制与宝宝进行身体接触，对你来说无疑是一个打击。你被禁止母乳喂养，而宝宝则需独自一人待在暖箱或特殊设计的婴儿床里，你肯定会为此而苦恼。

你的角色 要记得你正承担着"父母"这个角色，而这个角色具有前所未有的重要性。宝宝需要听到家人的声音，你的出现，即使每次只能一小会儿，也会给他带来巨大的安全感。如果可能的话，你可以要求抱一会儿宝宝。有些医疗机构鼓励进行"袋鼠式护理"，这种方式就是把宝宝贴在你的身上，让他感受你的体温，聆听你的心跳并且闻到你的气味。已证实在体重增长速度方面，接受"袋鼠式护理"的宝宝明显快于那些被独自留在小床或暖箱中的宝宝。

母乳喂养 母乳是宝宝最为重要的营养来源，因此医护人员会鼓励你挤出母乳，尤其是营养特别丰富的早期乳汁——初乳。初乳中所包含的各种营养物质和抗体能帮助宝宝康复。宝宝将通过注射器、细管、杯子或奶瓶摄入乳汁。如果你还不能分泌足够的乳汁，医院会给宝宝喂早代乳品或捐献给医院乳汁银行的母乳。另外，挤奶可刺激乳房持续分泌乳汁，以满足宝宝的需要。

与护士交流 请医护人员为你介绍宝宝身边各种设备的用途，定期询问宝宝的最新状况。感到紧张或焦虑是很自然的，专业的护士们将十分乐意帮你缓解这种情绪，并使你确认宝宝正在接受最好的照顾。

为了宝宝，有话直说 如果你对宝宝接受的护理存有疑虑或是你不确定某种方法是否适合宝宝时，不要犹豫，相信你的直觉，把自己的担忧告诉医生和护士。

新生儿查体

宝宝出生后48小时之内将接受一系列全面的检查。如果你是在家中分娩的或你产后不久便出院了，这些检查也可在你的家里进行。

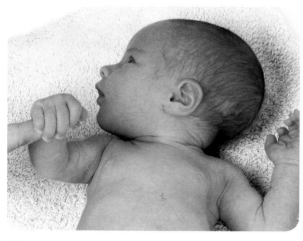

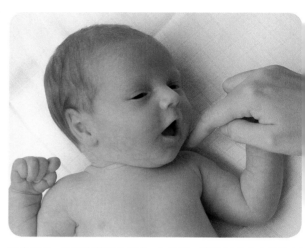

握持反射 宝宝出生后即存在一系列神经反射，医生将检查这些反射。用手触摸宝宝的手掌即可检测握持反射，宝宝会五指弯曲抓住你的手指或是其他用于检测握持反射的物体。这种反射常持续到宝宝出生后6个月左右。

觅食反射 从出生到出生后的4个月里，当你触碰宝宝的脸颊时，觅食反射会促使宝宝本能地把脸转向刺激的方向。宝宝还会张开嘴并期待被喂食。觅食反射对母乳喂养很有用，你只需把乳房压在宝宝的脸颊上，就能让他张开嘴吸吮了。

其他神经反射

宝宝出生后还存在着许多其他的神经反射，这些反射都有助于他存活并适应子宫外的生活。在宝宝出生后进行的检查中，有时候反射可能要比预期的弱，过长的产程或产程中使用的药物都有可能导致这种情况的发生。

拥抱反射 当宝宝的头向后倾时，他会伸直手臂，手指张开，同时伸开双腿。这种反射将在宝宝出生两个月后消失。

巴宾斯基反射 这种反射见于轻划宝宝脚底的时候，他的5个脚趾会张开，脚会轻微内旋。两岁的儿童仍存在这种反射也是正常的，但这种反射将随着神经系统的发育而消失。

吸吮反射 如果你用手指、乳头或奶嘴触碰宝宝的口唇时，他会本能地开始吸吮。这种反射将于出生2~3个月之后消失，之后宝宝便开始自发地吸吮。

踏步反射 即宝宝在能真正走路之前表现出"迈步"的动作。如果你把宝宝竖着抱起或把他的脚放在平面上，他会把一只脚放在另一只脚前，就像在迈步一样。这种反射在大约4个月后消失。

首次新生儿查体

宝宝的第一次医疗查体将在你在场的时候进行，这样他才不会感到不安。检查过程中，医生会逐一为你解释，同时指出可能有异常之处，并与你探讨。

住院分娩 如果你是在医院里分娩的，儿科医生很快便会来拜访你。不要以为宝宝有什么异常情况，医院只是想在你出院之前确保你和宝宝一切正常。

在家分娩 如果你是在家里分娩的，医生会到家里为宝宝进行医疗查体。

大多数情况下都不会有什么异常，如果你太过疲劳而无法提出问题的话，可以等到宝宝出生后6~8周查体时再问（见182~183页）。

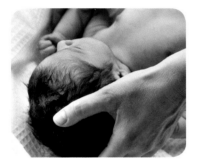

头部 检查头部以确保其形状与分娩孕周相符。胎头通常会有一些变形，如变得扁平。囟门（宝宝头顶最软的部位）也是要检查的，另外还要检查有无胎记或皮肤擦伤。

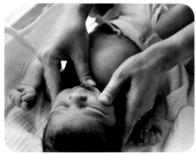

口腔 检查口腔以确保口腔顶部（腭）是完整的，舌头能活动自如。如果检查发现宝宝的舌头过于固定于口腔底部，他可能存在"舌系带"困扰，这将限制舌头的正常运动。

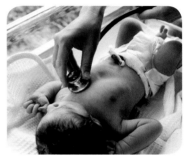

心肺 听诊心音以确保没有额外心音或杂音，另外还要检查腹股沟区的脉搏（股动脉搏动）。听诊双肺以确保肺内已经没有液体。

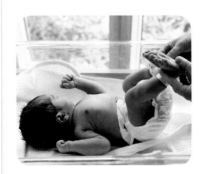

手、足、腿及手臂 计数手指及脚趾的数目，检查是否有蹼化存在。医生还将检查掌纹，如果手上没有两条平行的掌纹，那么宝宝有一定的可能是罹患了唐氏综合征。

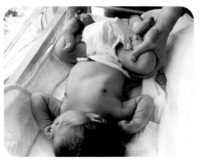

髋 通过检查髋部评估髋关节的稳定性。握住双侧膝关节使其屈曲后外展髋关节。髋关节过于松弛或先天股骨脱位时会出现"髋关节弹响"，那就要进一步检查了。

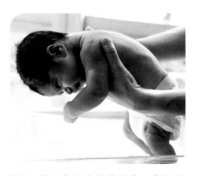

脊柱 检查脊柱确保其笔直，脊柱尾端的凹陷——即"骶凹"也要检查。过深的骶凹可能提示脊髓下段存在异常。

从零开始

等宝宝拿到了身体健康证明书，真正的乐趣就开始了。你要负责照顾他、给他洗澡、喂养他、给他穿衣服以及哄他入睡。最初的日子可能会让人畏缩，但你很快便能步入正轨，自信地扮演起为人父母的角色。

> **重要提示**
>
> 在宝宝的耳边轻轻发出"嘘"的声音并轻柔地摇晃，能模拟他在子宫内的状态，立刻使他安静下来。

皮肤接触

大量证据显示，母亲与宝宝之间的皮肤接触好处多多，对父亲来说也是一样。

研究 一篇包含17项研究的综合分析显示，母亲与宝宝之间的早期皮肤接触能提高母乳喂养的成功率，延长母乳喂养时间，还有助于保持宝宝的正常体温，维持其血糖水平稳定，减少啼哭，有利于建立母子之间的纽带关系。另一项研究还发现，早产儿经过皮肤接触后，其头围增长速度明显加快。除此之外，皮肤接触还能对母亲的身心健康产生积极的作用。

促进母乳喂养 如果宝宝娩出后没有直接放在你的胸口上，你可以脱掉他的衣服，尝试赤裸着喂奶。

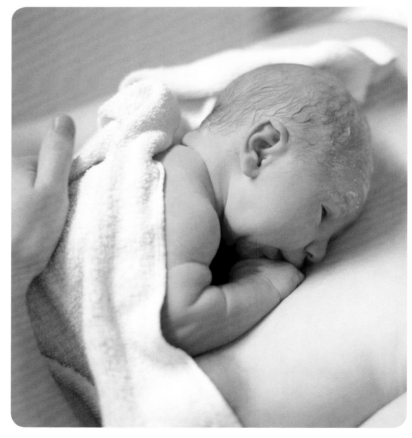

学习母乳喂养 尽管确实存在觅食反射（见136页），但宝宝并不是生来就知道如何吃奶的。大多数宝宝在出生1小时内会本能地"觅食"。把宝宝放在你的胸口，让彼此皮肤紧密接触，这能刺激他张开嘴并移动头部寻找食物。

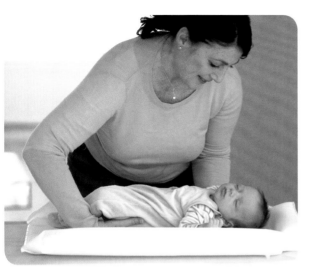

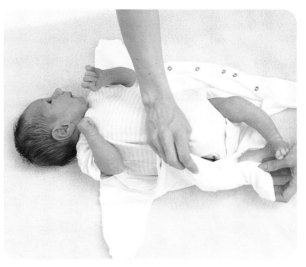

换尿布 可能是由于暂时脱离与父母的亲密接触，也可能是因为感到寒冷或不适，许多宝宝都不喜欢换尿布的过程。提前准备好一个换尿布台，能使换尿布更有效率且舒适。

给宝宝穿衣服 一开始，宝宝并不要穿太多的衣服。穿轻便棉质的宝宝服最舒服，带有子母扣的衣服比较方便换尿布。把宝宝放在坚实的平面上，铺开宝宝服，先轻轻地把腿伸入裤筒里，然后把胳膊伸进袖筒里。

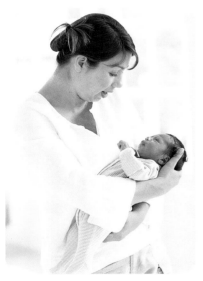

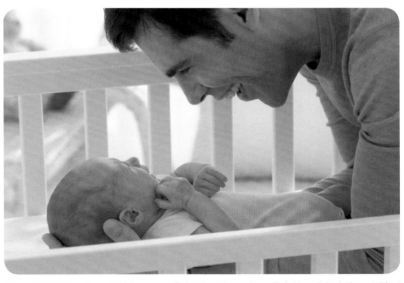

支撑头部 宝宝出生后，其颈部肌肉在短期内无法发育完全，因此当你抱他的时候，要保证有一只手或手臂能持续托在他的脑后，同时为他的身体提供支撑。

让爸爸也参与进来 一开始便让爸爸参与到照顾宝宝的工作中是一个好主意，这样不仅可以让妈妈和爸爸都有机会放松休息，还能使宝宝尽早习惯被爸爸或妈妈照顾，这在夜里显得尤为重要。在宝宝哭闹时给他喂奶能使他安静下来，但其实有些时候他只是想被抱着或是被哄着入睡。

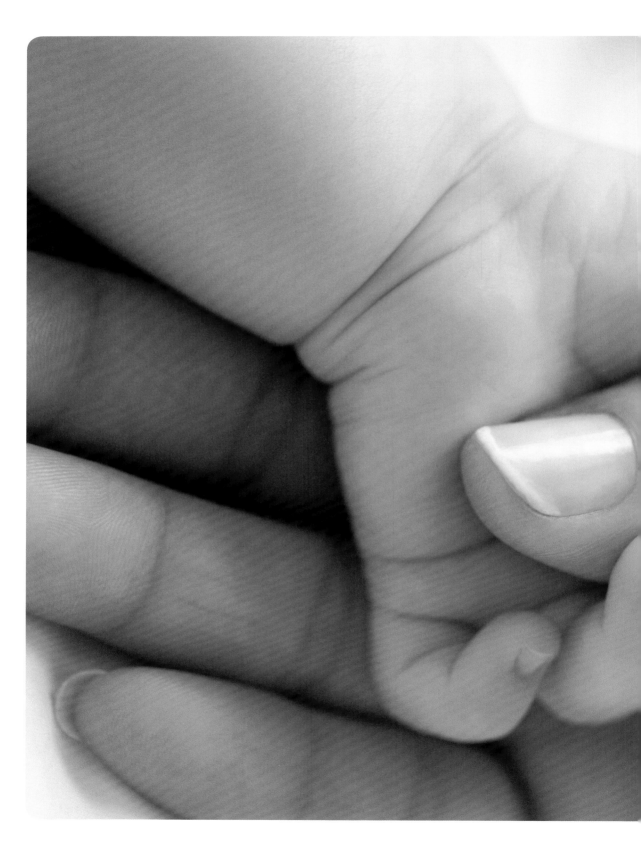

新生儿

崭新的生活

从你把宝宝带回家的那一刻起，你就真正开始为人父母的生活了。毫无疑问，小家伙一出生便有自己的个性，因此你得花点儿时间去了解他想要什么，或需要什么。对你来说，最重要的事就是放松下来，享受与他共处的时光。

让他觉得舒服

每个宝宝在不舒服的时候都会啼哭，如果你搞不清楚宝宝为什么难受，会让你手足无措。大多数情况下，一顿奶或一块干净的尿布，妈妈或爸爸温暖的抚慰，舒适的环境或是一点儿刺激，都能使他感到满足而保持平静。不过，他最需要的其实是你的爱。宝宝将很快开始信任你，并有了安全感。他会充满自信地成长、发育，然后不断探索周围的世界。

自信地成长

在逐渐掌握婴儿的基本护理方法，学着辨别宝宝啼哭的原因并能正确处理的过程中，你已慢慢步入正轨。世上所有的宝宝都是不一样的，对别的宝宝有效的方法不一定适合你的宝宝。当你掌握了给宝宝洗澡和换尿布的方法，确保喂养是正确的，他的体重在逐渐增长，在他生病的时候照顾他，在他感到不安的时候给予安慰，满足他个体的需要，使他感到高兴而舒适

的话，其他的一切都会变得井然有序。请让你的爱人、医生或健康随访员与你分担那些让你忧心的事。有不少很棒的图书、网络等资源能为新爸爸、新妈妈们提供支持和指导，使他们在养育宝宝的过程中更加自信。

让一切井然有序

随着你对宝宝了解的深入，你能很快掌握他的某些规律：他可能会在某一个时间里感到困乏，或是临睡前还要好好地吃上一顿奶，下午或清晨大概有一个多小时会比较清醒，喜欢玩一些比较安静的游戏。能大概预料将要发生的情况或可能出现的时间，这能使你的生活变得轻松。另外，你有可能特别想做家务或做其他完全不必做的事，切记要打消这个念头。不如把时间花在休息和安排日常生活上，这

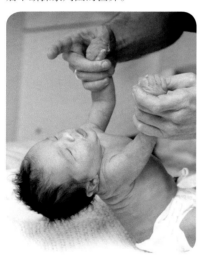

实现头部控制 宝宝出生6~8周后，医生将给他做一次全面检查，确保他在生长发育过程一切正常。

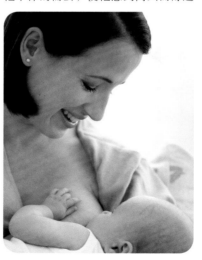

母乳喂养 相关研究已证明，母乳对于增进宝宝的健康具有长期且显著的作用，因此，请保留这种技能，一旦掌握这种技能便可以随时随地喂宝宝。

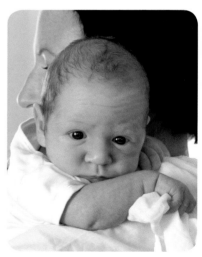

小小的个性 每个宝宝都是独一无二的，而且刚一出生就会表现出自己的个性。在最初的几周里试着了解他，这是一件令人兴奋且值得做的事。

能使你和宝宝的一天过得更加顺畅、高效。例如，花点时间准备你和宝宝需要的东西，如在换尿布台或包里放上尿布或干净的绒布，提前准备好宝宝洗澡时用的毛巾和睡衣裤，确保喂养宝宝时你自己能吃到营养丰富的零食并喝到足量的水，这些都有助于你凡事尽在掌握，同时还有时间放松下来，享受初为人母的幸福。

照顾好自己

毫无疑问，照顾新生儿让人精疲力竭，因此你时常感到力不从心。但是请记住，你并不是独自养育宝宝。处理好与爱人之间的关系，尽量建立一种能兼顾新生儿、家人及自己的生活方式。确保你有时间放松一下，好好地吃饭，到户外呼吸新鲜空气，去探望那些帮你振作、给予你支持的朋友或家人。在这几周的时间里，你将迎接很多个"第一次"，在你确立母乳喂养的哺乳方式并学习如何照顾宝宝的过程中，请为自己留出时间，以适应初为人母之后的所有变化。

最重要的事——享受当下！

在生命最初的几个月里，宝宝将以惊人的速度生长。很快，你的小宝宝就能自己活动，并且展现出独立自主的一面了。最初的这些日子弥足珍贵，对于宝宝的身心健康至关重要，因此一定要在这上面投入时间和精力。看着这个你所创造的新生命将使你的内心充满惊喜，沉醉于抱着他、给他喂奶时的温暖和舒适的感觉。无论你孕前是从事什么工作的，也不管你有多么能干，要记住你当下的首要任务是照顾好宝宝，让他感到安全、快乐并且舒适。要知道，你做了那么多了不起的事，因此不妨热烈地表扬自己，让自己好好休息，享受当下。

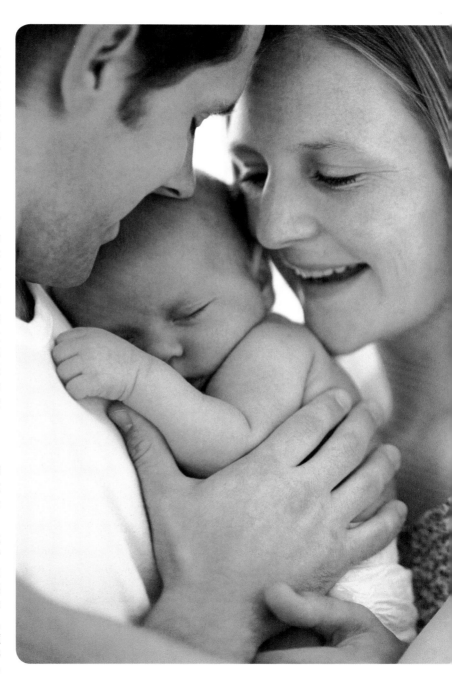

享受家庭时光 共同开始家庭生活对任何一对夫妻而言都是令人兴奋的时刻，在为人父母的过程中彼此支持、共同合作，应对生活中的起起伏伏，能使你们的关系比以往更加坚固。

143

最初的日子

在给宝宝洗澡、换尿布和喂奶的过程中，你迎来了一种新的家庭生活方式，一个又一个的"第一次"使你的生活充满了惊喜。放松自己，让为人父母的喜悦伴随你度过即将到来的精彩日子吧！

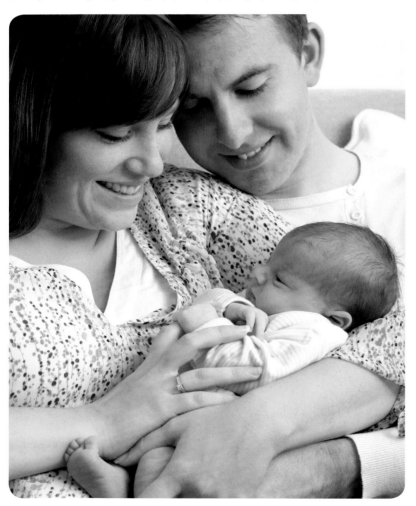

逐渐加深了解 宝宝喜欢与你保持亲密接触，喜欢闻你身上熟悉的味道，聆听你的声音，享受你的抚摸。由于他曾被长时间紧紧包裹在子宫里，因此当他被你紧紧搂在怀里的时候会感到非常安全。你与宝宝相处的时间越多，越容易建立起你与他之间的纽带关系，你和他也将变得更加亲密。

产后抑郁

每10个女性中至少有7个有过"产后抑郁"的经历。

最初的日子 在宝宝出生大约3~4天之后，你可能会感到难过、有挫败感、感觉疲劳或是情绪低落。这种情况是完全正常的，这是由于产后体内激素水平的剧烈变化所致，而且照顾新生儿本身就是一件极其劳心费神的事。最重要的是要向你的爱人、家人以及能帮助你的健康专家寻求支持与帮助。

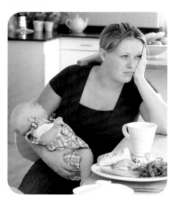

产后抑郁症 如果这些症状持续两周之后仍没有消失，那么你可能正经历产后抑郁症所带来的困扰，你可以向你的医生寻求帮助。

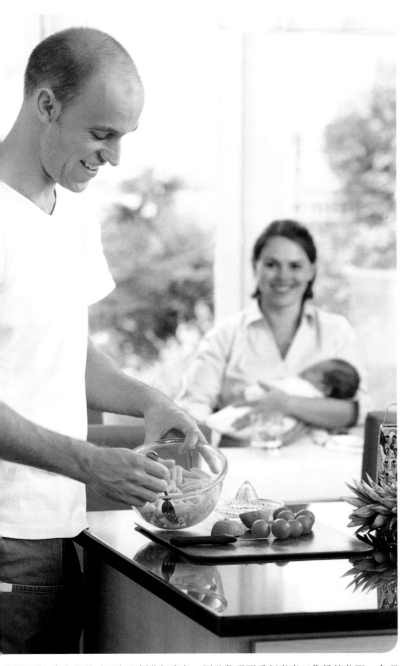

分担工作 为人父母后双方必须分担家务，因此你需要重新考虑工作量的分配。合理地分配家务将使你和爱人之间的关系更加稳固。

应对双胞胎

以下是一些关于养育双胞胎的建议，有助于你在最初的日子里轻松一些：

★ 让宝宝们一起睡觉，他们彼此紧挨着不但不会吵醒对方，反而会感到更加舒适。

★ 在你找到规律之前至少有2~3周的时间需要别人帮忙。提前做准备以免时候手忙脚乱。

★ 把家务事交给别人去做。

★ 刚开始时，一个人同时抱着两个宝宝，还要安抚他们或给他们喂奶，这可能非常吃力。但不要慌乱，虽然看上去像杂耍似的，你很快就能做得很好。

★ 统筹安排。有空的时候提前准备好宝宝服和洗澡毛巾；在热奶的时候把脏衣服扔到洗衣房去，或是花点儿时间在网上订购食物或日用品。当生活必需品准备就绪的时候，你将感到一切井然有序。

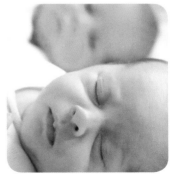

慢慢来 很快你就能把自己调整到位以满足宝宝的需要，在这之前请给自己一点时间。

照顾自己

请记住，新生儿的基本需求其实非常简单——让他吃饱，并使他保持干净和舒适。如果能做到这些，你便能好好地休息，促进身体的恢复。

减轻不适

分娩是很辛苦的，而且你还经历了妊娠最后数周里的睡眠不佳、令人疲乏不堪的产程，有时还有缝合、用药或其他干预方式，你可能感觉自己快垮掉了。以下是一些能帮助你减轻不适的方法：

★ **如果你产后做了缝合** 可以买一个充气垫圈，坐在垫圈上能避免压迫会阴。

★ **在洗澡水里加一到两滴薰衣草精油** 能促进伤口愈合并减轻疼痛。

★ **用冰袋冷敷** 可以减轻水肿及不适。

★ **排尿时用凉水冲洗外阴** 将使你感觉更加舒适。

★ **服用对乙酰氨基酚** 或做呼吸操可缓解产后子宫复旧过程中产生的疼痛。

★ **如果你因胃肠道问题感到不安** 或确实存在便秘的情况，请务必增加纤维的摄入，并大量饮水。如果症状仍没有缓解，你可以要求医生为你开具一些缓泻药。

★ **一些柔和的运动** 能帮助你充分放松从而睡得更好。

★ **若产后感到筋疲力尽** 不妨趁宝宝睡觉的时候，你也去睡觉。

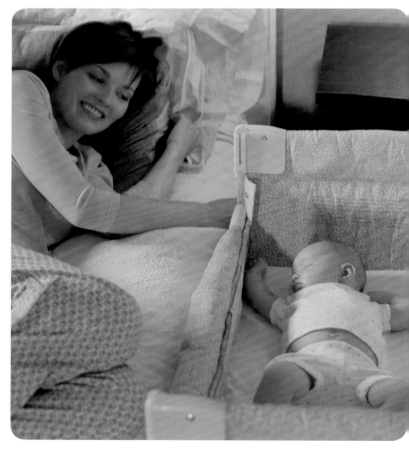

不要给自己压力 新妈妈没必要当女超人。把家务事暂时放到一边，好好利用宝宝睡觉的时间休息。目前的建议是在最初的几个月里，最好让宝宝和你待在同一个房间里，这样你可以蜷在他身边小睡一会儿。

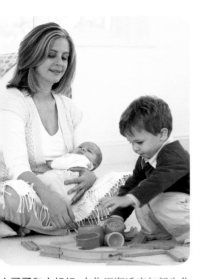

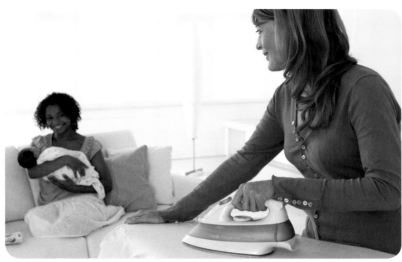

小哥哥和小姐姐 在你逐渐适应与新生儿一起生活的过程中，你之前的生活规律必然会发生变化。与其他孩子们待在一起，即使只花一点儿时间，也能使他们感到慰藉。另外，宝宝作为给他们的特殊礼物，也将使他们感到欣慰。

接受帮助 照顾新生儿是一项繁重的工作，而且产后你也需要时间恢复身体。另外，早期母乳喂养的确很耗费时间，同时你还要负责准备好所有日用品，以确保一切能进展顺利。因此，在朋友或家人向你提供帮助的时候，不要犹豫，愉快地接受。停下脚步，让自己休息一会儿，舒舒服服地与朋友或家人聊天。一个快乐放松的妈妈将会更加自信。

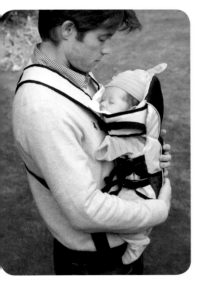

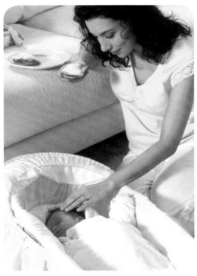

探索世界 没理由让初生的宝宝一直待在家里，不去户外见识外面的世界。你不妨把他裹得暖暖的，鼓励爸爸带他外出散步，这样你也能稍微休息一会儿。

好好吃饭 对你而言，挤出时间来吃饭似乎有点难度，你可以少食多餐并保持水分充足，这不仅对你维持身体能量十分重要，还能帮助你预防产后抑郁症的发生。

剖宫产术后

以下是一些能促进剖宫产术后恢复并降低合并症发生风险的方法。

★ 咳嗽、打喷嚏或排尿时用手或枕头抵住腹部。

★ 由于惧怕疼痛，你在术后常常会采用浅式呼吸。你要深呼吸以预防肺部感染。

★ 时常活动你的脚踝，尽量保持运动，这样可以预防下肢静脉血栓的形成。

★ 穿着宽松的内衣才不会压迫手术瘢痕。另外，你还可以定期温水淋浴，保持伤口区域的清洁。

147

宝宝的基本需要

你会吃惊地发现，照顾一个小婴儿居然要花这么多时间。时刻提醒自己，没有哪一天会是完美的，最好的方法是在最初的几周里满足宝宝的需求。

建立规律

★ **在最初的几周里不要急于求成** 你需要时间去磨合，才能最终发现宝宝的规律。

★ **当你知道宝宝喜欢什么** 以及何时会喜欢，你便可以开始建立生活规律了。

★ **拟一份时间表做指南** 但不要过分拘泥于它。所有宝宝都会有挑剔的时候，而且有时候你必须出席活动或赴必要的约会，也就是说当宝宝该睡觉或洗澡的时候你可能还没回家。

★ **灵活调整** 只要你能按大致相同的顺序安排事务，例如睡觉前的准备工作，那么偶尔灵活调整一下也是可以的。

★ **按需哺乳** 在建立规律的时候应按需哺乳，坐在熟悉的椅子上，把宝宝常用的毛毯放在手上，这样能让他把这些东西与喂奶联系起来。

★ **在最合适的时候喂奶** 慢慢地宝宝便能在这些时间里吃得更多，并逐渐养成习惯。

★ **每天在固定的时间散步** 之后再逐渐建立玩耍、阅读或唱歌以及洗澡的规律。

★ **洗澡** 每天晚上把他放到小床上之前先给他洗澡，然后读故事书、喂奶，最后说完晚安再离开，但如果他哭了你必须立刻回来。如果你每天晚上都这样做，他很快就意识到做这些事都是理所当然的了。

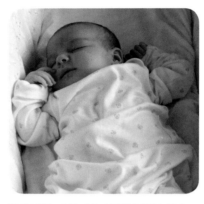

睡觉时间 睡觉时宝宝要仰面朝上躺着，双脚放在床尾。过重的寝具可能导致宝宝过热，因此不如盖几层毯子。

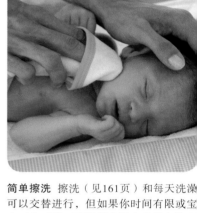

简单擦洗 擦洗（见161页）和每天洗澡可以交替进行，但如果你时间有限或宝宝正在睡觉，可用蘸有温水的绒布给宝宝擦一擦，也可以达到快速清洁的目的。

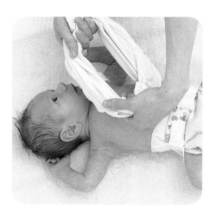

穿衣服 在换衣服的过程中大多数宝宝都会感到不愉快，因此要试着让这个过程充满乐趣。你可以对他微笑、做鬼脸，和他聊天或是唱歌给他听，这样他很快就会喜欢换衣服了。

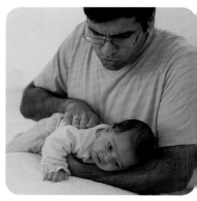

拍背打嗝 由于所有宝宝都可能因为胀气而感到不适，因此这是一项必须掌握的重要技术。尝试不同的拍背体位以找到能帮助宝宝排气的最好方法。

爸爸的参与

在最初的日子里，让一部分妈妈交权是十分困难的。确实，妈妈最能满足宝宝的需要，不仅是因为妈妈孕育了宝宝长达9个月，还主要负责喂养及安慰宝宝的工作。因此爸爸们感到被忽视也就不奇怪了。

团队协作 请记住，产后你的爱人和你一样感到心里没底，也想要努力满足宝宝的各种需要。他还可能有点嫉妒，这是因为现在宝宝占据了你心里第一的位置，你们之间的亲密关系发生了一点变化。要知道，宝宝的一切都要仰赖父母给予，所以最好的父母应该像团队一样合作，在照顾孩子的过程中分担责任，分享快乐和喜悦。爸爸们也需要时间与宝宝交流，建立彼此之间的亲密关系。

分担工作 尽管看上去很难，但试着让他分担一些工作。比如让他在宝宝醒来之后抱着宝宝，当宝宝不安时给予安慰，为宝宝洗澡或换尿布，并带宝宝去散步，享受"爸爸时间"的乐趣。这并不意味着要他取代你，只是让你放松一下，并让他感到自己也在养育宝宝。让他享受与宝宝一起洗澡的过程，清晨让他陪宝宝玩一会儿。鼓励他建立自己的规律，尊重并赞赏他的努力和方法。通过参与养育宝宝的工作，你的爱人也能了解你要克服的困难，从而给你更多的帮助。在未来的若干年里，你们将共同抚养孩子，因此从一开始便能彼此协作将使以后的生活更顺利。

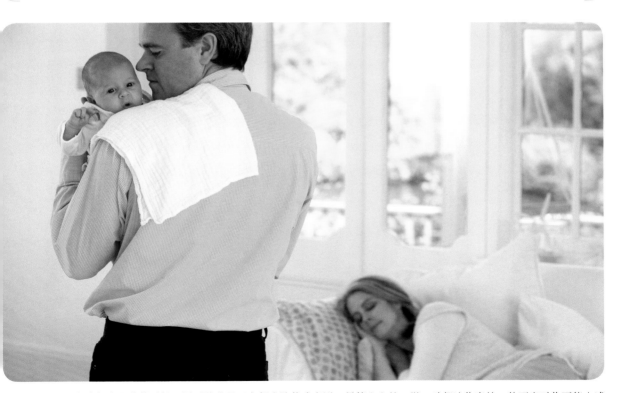

轮流照顾 宝宝发脾气或醒着的时候，用不着父母双方都去陪伴或安慰，尽管宝宝的一举一动都让你牵挂，他不安时你可能也感到沮丧，想和他待在一起，但你最好还是和爱人轮流照顾，这样你们都能与宝宝建立亲密关系，而且都能有休息的机会。

母乳喂养

我们都知道母乳能为宝宝提供最好的营养，但母乳喂养本身是一门技术。不过，只要给一点指导并坚持下去，你很快会意识到这是喂养宝宝最简单也是最好的方法。

最天然的食物

即便你只能坚持数周或几个月，母乳喂养对你的宝宝无疑也是最好的选择。

健康获益 为满足宝宝生长发育过程中不同的营养需求，母乳的成分会发生变化。研究发现，经母乳喂养的宝宝呕吐、腹泻、腹痛和慢性便秘的发生率降低，而且母乳喂养还可以预防胃肠炎、耳部感染、呼吸系统疾病、肺炎、支气管炎、肾脏感染及败血症（血液中毒）等疾病的发生。另外，母乳喂养的宝宝患儿童期糖尿病的风险也会下降，同时还能避免过敏、哮喘或湿疹等发生。

脂肪 与牛奶相比，母乳中含有的脂肪更利于宝宝消化，同时还能促进脂溶性维生素经肠道吸收入血，这是至关重要的，因为健康的脂肪是正常生长发育尤其是大脑发育所必需的物质。

婴儿猝死综合征 研究发现，每87例因婴儿猝死综合征死亡的病例中，经母乳喂养的只占3例，由此可见母乳喂养可以降低婴儿猝死综合征的发生风险。

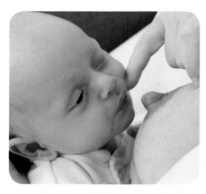

1 轻抚宝宝的脸颊或嘴角 诱发他的觅食反射，他将张开嘴开始寻找食物。接下来最重要的一步是检查他是否能正确含接乳房。

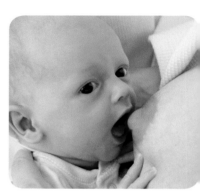

2 当宝宝张大嘴后 让他正对着乳房。你的乳头需要接触到他口腔的顶部，将他的舌头压向前下方，让他把整个乳头及部分乳房组织都含在嘴里。

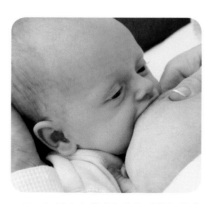

3 如果宝宝的腹部能紧贴着你的腹部 说明此刻他的体位是正确的。把他的下肢展平，使下巴贴在你的乳房上。他的鼻子必须露出来才能顺畅地呼吸。

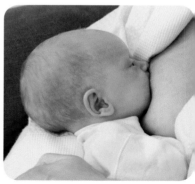

4 如果宝宝的姿势正确 你只能听到吞咽声而不是吸吮或咂嘴的声音，你还能看到他吞咽的动作，这是哺乳成功的标志。

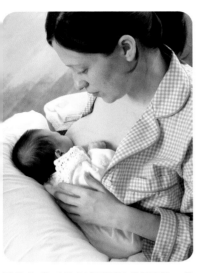

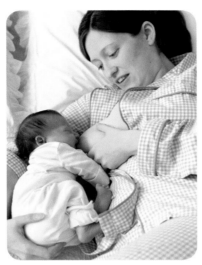

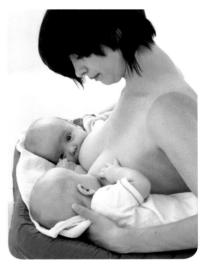

摇篮式 你可以尝试不同的喂奶姿势，找到让自己感觉最舒适的那种。这种摇篮式的喂奶姿势更容易让宝宝含住乳头，因此受到许多妈妈的欢迎。你还可以给宝宝垫一个软垫，便于他更容易地与乳房含接。

卧位 你也可以平躺着喂奶，这种方法很实用，尤其是在夜里或是当你腹部不适时。确保宝宝的身体紧贴着你，并将整个乳头含在嘴里。

双胎 有好几种同时给两个宝宝喂奶的姿势。大多数女性喜欢"抱球式"，这种姿势可以给宝宝们提供很好的支持，你也能同时观察到他们的情况。尽管要花一些时间才能习惯，但到目前为止，这是同时给两个宝宝喂奶最有效的方法。

给宝宝拍背

拍背打嗝可以防止宝宝因为胃肠道胀气而感觉不适，另外还能预防宝宝吐奶。

人工喂养的宝宝 所有的宝宝在吃奶后都要拍背，有时甚至在吃奶的过程中就要拍背。由于人工喂养的宝宝吸吮奶嘴时会比母乳喂养的宝宝吸入更多的空气，所以需要特别关注。

准备工作 拍背之前先抱起宝宝，用你的肩膀托住他的头，轻轻摩挲他的背部直到他排出空气。有些宝宝时常在打嗝时少量吐奶（婴儿回奶），因此在拍背之前你要在肩部放一块软棉布或毛巾，免得弄脏你的衣服。

啼哭 许多宝宝会因胀气而啼哭，这样不仅影响吃奶还影响睡眠。因此，宝宝啼哭时，为他拍背以判断有没有胀气是非常有用的。在喂奶的过程中，你也要时常为他拍背，让他感觉舒服并吃得更好。

横抱着 有的宝宝喜欢让你用手托住他的头平躺在你的臂弯里。你可以让宝宝稍微直立一些，这样更能轻松地排出气泡。

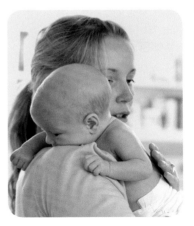

拍背 有时候，当你在摩挲宝宝背部的时候，便能感到气泡在宝宝的体内逐渐上升，最后排出体外。

母乳喂养小贴士

在产后最初的几天里感到乳房胀痛是十分正常的。如果出现这种情况，试试下面这些方法便能恢复正常。这些方法可谓屡试不爽。

治疗疼痛皲裂的乳头

★ **喂奶时试着保持放松** 这样有助于乳汁分泌得更加通畅。

★ **确保宝宝正确含接乳房** 如果喂奶时宝宝能将整个乳头及部分乳房组织含在口中，你除了会有短时间的轻微疼痛之外，就不会再有其他不适感觉了。

★ **让宝宝先吸不太痛的那侧乳房** 当吃得差不多之后再换到另一侧。在情况好转之前，必要时可以把疼痛的那侧乳房的奶挤出来喂宝宝。

★ **喂奶时尽量不要强行把宝宝拉开** 因为他吸吮的力量将使乳头更加疼痛（见右）。

★ **每次喂奶结束后** 挤出一点乳汁轻轻涂在乳头上，乳汁中富含的脂肪酸能促进乳头愈合。

★ **喂奶间歇** 可以暂时脱掉文胸或T恤，让乳头透透气。

★ **避免使用塑料乳垫** 而且一旦乳垫变湿了要及时更换。

★ **有些品质不错的滋润霜** 可用于缓解乳头的疼痛，大多数滋润霜的成分都是纯天然的，例如洋甘菊等。

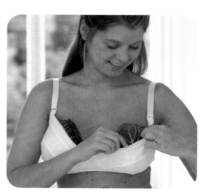

缓解症状 如果你出现胀奶或是患了乳腺炎，可以试着把冰袋或甘蓝叶放在文胸里，其中含有的酶似乎可以减轻炎症。

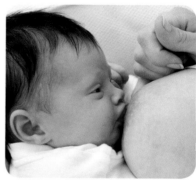

中断吸吮 当宝宝在吃奶过程中睡着了或是你想换到另一侧乳房时，小心地把干净的小指伸到宝宝的嘴角里，这样便能让他松开乳头而不会让你感到不适。

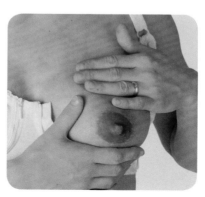

缓解胀奶 朝向乳头方向按摩乳房挤出少量乳汁，有利于减轻胀奶的症状。这种方法同样适用于乳腺导管阻塞或发生乳腺炎的时候。

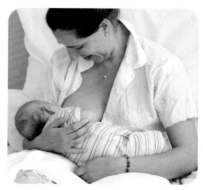

排空乳房 尽量让宝宝吸空一侧乳房之后再换到另一侧，这样可以确保宝宝能吃到营养丰富的奶水。

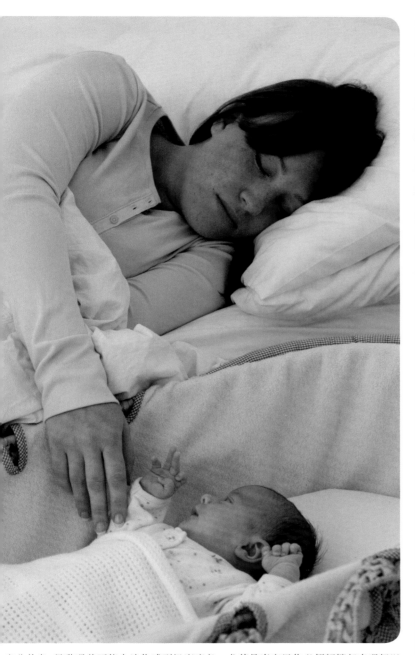

充分休息 母乳喂养可能会让你感到极度疲惫，尤其是当夜里你必须频繁起来喂奶以满足宝宝的需要时。抓紧一切可利用的时间休息，在夜间喂奶的过程中尽量保持安静并提高效率。夜间喂奶时把灯光调暗一点，一旦喂奶结束，给宝宝拍完背后就把他放回床上而不要让他太过兴奋，这样你就有更多的时间用来休息了。

维持能量水平

产后身体的恢复及母乳喂养都会让你感到饥饿或疲劳，因此，每天吃一些健康的零食对维持身体能量水平十分重要。

Ω3 确保你的日常膳食中能摄入一些富含Ω3的食物，油、鱼肉、坚果及菜子中都含有Ω3。研究已证实这种成分有利于加强大脑的功能并防止抑郁。

蛋白质 神经递质5–羟色胺能让人心情平静，而优质蛋白质正是人体合成5–羟色胺所必需的原料。炒鸡蛋、瘦肉、奶酪和饼干或是果粒酸奶都是不错的选择，另外还可以在吃面包的时候加一把坚果。

液体 喂奶时在身边放一杯水。花草茶中加冰，再配上蜂蜜或柠檬有利于提神并恢复精力。也可以试试用洋甘菊来帮助自己放松，用薄荷来提神，或用野玫瑰果补铁以补充能量。饮用淡水更好，一大杯新鲜果汁能为你提供身体所需的维生素和矿物质。要知道即便只是轻度脱水，也会使你感到疲劳和焦虑。

空热量食物 避免食用含糖量高和过度加工的零食，如炸薯片、甜饼干以及蛋糕等，这些零食只能满足暂时的需要，你的血糖水平很快就会下降，从而导致你疲劳而易怒。

人工喂养

在过去的10年时间里，代乳品产业取得了巨大的进步。如果你无法进行母乳喂养，或者只是因为不喜欢母乳喂养这种方式，你也可以用代乳品喂养出健康快乐的宝宝。

喂奶的准备工作

你必须按照产品说明书来操作，调制比例不能随意。绝大多数粉状或液态的代乳品都会导致宝宝便秘或口渴，如果没有出现类似情况，那可能意味着他没能摄入足够的营养。许多妈妈会选择各种营养成分搭配得比较均衡的配方奶。

★ **仔细量取代乳品** 如果你是用勺子舀取奶粉的话，在把奶粉倒入奶瓶之前，要用一把消过毒的干净小刀把勺子里的奶粉刮成一平勺。在装上奶嘴并盖上盖子后，应检查奶瓶是否盖紧。

★ **切记应先往奶瓶中加入适量的水** 再往里加奶粉或浓缩的液态奶。

★ **使用煮沸后放凉的水** 不要用矿物质水。矿物质水可能会破坏代乳品中各种营养成分之间的平衡。

★ **最初的几周里** 新生儿每次可能需要摄入约60~120毫升奶，且大多数会在2~4小时后感到饥饿，因此每24小时大约需要喂6~7次奶。大体上，在宝宝4或5个月之前，每24小时需要按每千克体重150毫升奶的比例喂养。如果宝宝仍显得饥饿，试着每顿增加30~60毫升奶，再观察是否有所改善。

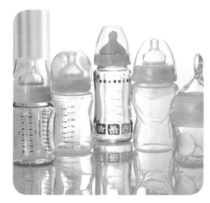

奶瓶和奶嘴 有许多类型可供你选择，从防胀气奶瓶以及可自行消毒的奶瓶，到"天然的"以及慢流速或快流速奶嘴，你可以多尝试几种，找到最适合宝宝的类型。

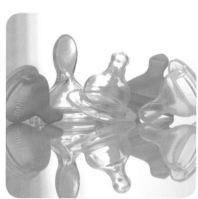

选哪种奶嘴？ 刚出生的宝宝应该用流速较慢的奶嘴，随着他逐渐长大，可以慢慢换成流速稍快的奶嘴。尽管硅胶奶嘴更耐用，但乳胶奶嘴的口感与乳头更接近。

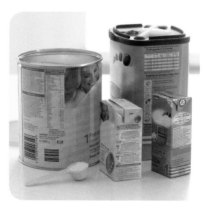

选择代乳品 选择适合宝宝年龄的代乳品。大多数代乳品中所含的有效成分都大致相同。你也可以自己搭配代乳品，或直接买配方奶。

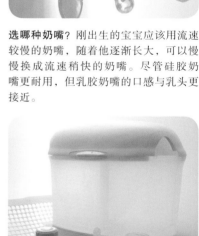

消毒灭菌 消毒器是重要的设备之一。所有用于喂奶的物品，包括奶瓶、奶嘴以及瓶盖在使用前都需要仔细清洗并消毒。

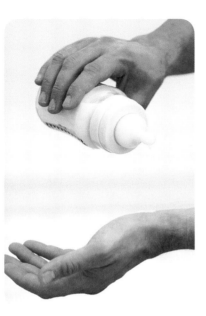

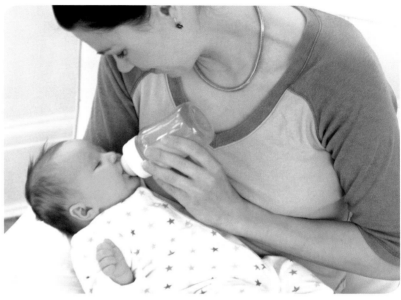

温度 奶瓶里的奶加热之后一定要充分摇匀，喂奶前还需将几滴奶滴在你的手腕内侧以检测温度是否合适。奶温以刚好不烫手为宜。

用奶瓶喂奶 采用摇篮式让宝宝处于半直立状态，同时托住他的头。不要让宝宝平躺着吃奶，以免奶流到鼻子或是耳朵里诱发感染。喂奶时将奶瓶倾斜一些，让奶充满瓶颈及奶嘴，可以避免宝宝吮吸时咽下过多的空气。如果宝宝在吃奶的过程中睡着了，可能会因为肠胀气而让他觉得吃饱了。这时候把他立起来拍拍背，然后他便能继续吃奶了。

人工喂养中的卫生问题

奶应该在每次需要喂奶的时候现配。过去，我们常常是预先配好许多瓶奶放在冰箱里，需要的时候拿出来用；而现在我们知道，这种方法可能导致宝宝出现胃肠炎或其他腹部不适。

保存 有时候配好的奶一次吃不完，如果你遇到这种情况，可以把配好的奶保存在−5℃的冰箱里，但不要超过24小时；对于更年幼的宝宝来说，保存时间应该更短。最好把奶瓶放在冰箱的里面而不要放在冰箱门上，另外还要经常检查冰箱的温度。

加热 可以用奶瓶加热器，也可以将奶瓶放在装有热水的容器里，加热时间不要超过15分钟。

热过的奶 不要让奶处于保温状态，因为细菌很快便会大量繁殖，当宝宝吃够了之后，应该把剩余的奶倒掉。

外出 如果你要出门，可以随身携带一个装满沸水的密封的保温瓶，需要的时候即可给宝宝冲奶。液态或粉状的代乳品都必须装在密封且无菌的容器里。如果你打算长时间外出，购买配方奶更加方便。配方奶在开封之前是无菌状态的，需要时

直接加热即可。

冷藏 需要时你也可以提前配好一到两瓶奶，待它们冷却后放进有冰块的袋子里。用这种方式保存的奶要在4小时之内食用。

配奶 尽管出门在外用瓶装水配奶对你更方便，但对宝宝而言却不适宜。瓶装水中不仅含有大量宝宝不需要的矿物质（包括盐），同时还含有对宝宝有致病性的细菌。

一次性纸尿布

大部分父母或多或少都会使用一些一次性物品，但请记住这些物品对环境产生的影响，最好选择那些无公害环保品牌。

重要的事

一次性纸尿布在日常垃圾中占的比例达到了4%。英国每周扔弃的纸尿布约有6300万片，其中大多数是通过垃圾掩埋的方法处理了。

无公害的一次性物品

从出生到训练使用便盆之前，宝宝可能会用掉大约5000片尿布，因此应尽量减少由此产生的对环境的影响。请购买：

★ 原料中至少含有 50% 可生物降解材料的尿布。

★ 不含漂白剂的纸尿布 漂白剂的生产和降解过程是污染的主要来源。

★ 无香型、不含染剂或橡胶的尿布 这种尿布中有害的废物含量少（并且也更适合宝宝敏感的皮肤）。

让换尿布变得好玩 宝宝们都不喜欢换尿布的过程，但如果你能在换尿布的时候与他进行眼神交流，唱歌给他听或是跟他说话，将使换尿布变得更容易一些。每次换尿布时都要好好清洗宝宝的屁股，用温的肥皂水或是湿巾擦掉残留的尿液或粪便，应从前到后擦洗，并要仔细清洗每条褶皱。

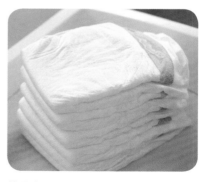

批量购买 在宝宝4个月大之前，平均每天会消耗大约12片尿布。基于这个数字，你可以批量购买尿布，这样可以节省开支。

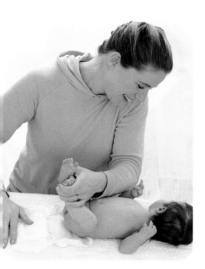

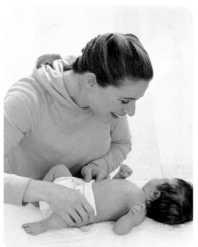

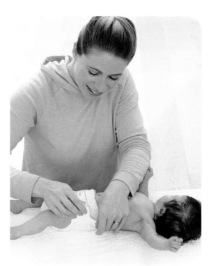

1 **用一只手** 握住宝宝的双腿，抬起臀部，用另一只手把干净的尿布放在他的身体底下，让搭扣刚好位于他的腰下。给男宝宝换尿布时，要确保他的阴茎朝下，最后轻轻地从他的两腿之间兜起尿布。

2 **确保** 宝宝两腿之间的尿布合身且让他感觉舒服，不要过紧，也不要有太多褶皱。轻轻地抚平前面的尿布然后固定好搭扣。尿布应该让宝宝感到合身而不能过紧。

3 **尿布的松紧度** 以与宝宝肚子之间能容一个手指为宜，并且让宝宝感到舒服。把他放在一个不会跌落的地方后再去清理用过的尿布，最后仔细地洗手。

尿布疹

几乎所有的宝宝都长过尿布疹。尿布疹会让宝宝感到非常难受。尿布疹主要是由于尿液或粪便与皮肤接触，使得皮肤产生的保护性油脂减少，从而对其他刺激的屏障作用下降所致。

勤换尿布 预防尿布疹发生，勤换尿布很重要。另外，在某些时候，你还可以不给宝宝穿尿布，让臀部的皮肤透透气。选择无香型湿巾或是清水为他清洗臀部。

避免化学品 一次性纸尿布在吸收尿液、保持皮肤干燥方面表现更佳，所以如果你用的是可重复使用的尿布，换用一次性纸尿布可能是一种暂时的解决方法。假如你不喜欢纸尿布，可以多漂洗一遍，确保尿布上不会残留清洁剂，还可以使用无香型的衣物柔顺剂。

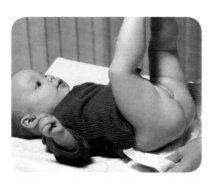

臀部疼痛 如果宝宝长了尿布疹，他的臀部看上去是红肿的，而且一碰就痛，有时可能还会有小的丘疹，如果没有及时发现，皮疹甚至会经臀部蔓延到前面来。

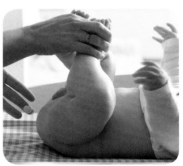

隔离霜 虽然不是每次换尿布时都必须抹，但含有氧化锌的乳霜的确能在尿布与宝宝皮肤之间形成一道屏障。

可重复使用的尿布

随着环保观念深入人心，可重复使用的尿布逐渐得到改进，使其更加实用且易于清洗及固定，许多父母觉得这种尿布其实也是一种不错的选择。

尿布能告诉你什么？

宝宝在刚出生的几天里可能会排出黏稠的深绿色或黑色的胎便，这种情况是完全正常的。

★ **母乳喂养的宝宝** 常会频繁排出水样便，粪便多呈黄色或黄绿色，其中可能会含有一点儿像奶块一样的块状物。

★ **人工喂养的宝宝** 排便次数常常比较少，且粪便更黏稠，颜色也会更深一些。

★ **大便干结** 可能是便秘或饮水不足的表现，如果出现这种情况，请告诉医生。

★ **一旦宝宝的大便中带血或黏液** 你则必须报告医生。

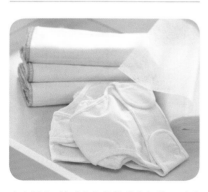

大小适宜 针对宝宝的体重和年龄，可重复使用的尿布也有不同的尺码。如果你买的尿布外面没有防水罩，那你还需要买几条防水罩裤。

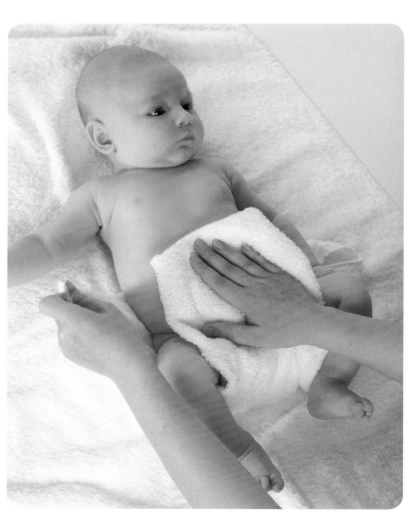

固定 用别针固定尿布的时代已经是过去时了。现在有许多固定尿布的方法，包括塑料的或带锁扣的尿布夹，用防水罩裤将折成长方形的尿布包住，用尼龙搭扣固定尿布或在尿布外加一个外罩效果会更好。

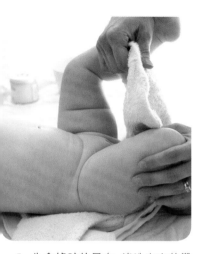

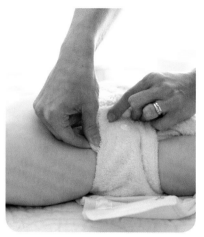

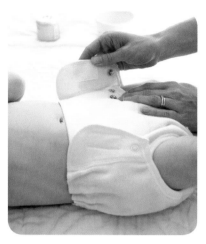

1 **先拿掉脏的尿布** 清洗宝宝的臀部。在外罩上铺上干净的尿布，再把尿布衬里放在最上面，尽管不是必须的，但有衬里的话，清除粪便则更容易，还有助于使宝宝的皮肤保持干燥。在宝宝身下轻轻拉动尿布，并往臀部抹一点儿隔离霜。

2 **固定尿布** 抻平宝宝两腿之间的尿布，避免其皱缩在一起，尿布需要固定在宝宝的腹部，但是不能过紧。松紧程度以尿布上缘与宝宝腹部之间能容一个手指为宜。换尿布的过程中与宝宝聊天，他会很快把换尿布看作有趣的事。

3 **在尿布外面包上外罩并系紧** 用手指绕大腿检查尿布是否完全被包裹住了，是否有可能出现渗漏的地方，然后你就可以像平常一样给宝宝穿上衣服了。大多数情况下平均每两小时给宝宝换一次尿布，宝宝每次排大便也需要更换。

宝宝的脐带

出生后5~15天内，宝宝的脐带残端会逐渐变干、发黑，然后脱落。残端下方可能会有一个小伤口或是出现肿胀，但几天之后将自行愈合。在愈合过程中，这个地方看上去有一点让人担心，不过这是正常现象。

保持清洁 保持脐带残端的清洁十分重要。你可以选择比基尼式尿布，这种尿布不会遮盖住脐带所在的区域，可以减少刺激，同时还能避免粪便污染到脐带残端。如果你买不到这种尿布，可以把普通尿布的上缘折下来，使脐带残端暴露在空气里。

仔细观察 宝宝脐带残端的底部可能会出现黄色甚至绿色的分泌物，但如果脐周皮肤出现红肿、发炎，或是分泌物有异味，你就要带宝宝去看医生以排除感染。

简单处理 宝宝出生之后，脐带残端上会夹有一个塑料的脐带夹，在医院及家庭随访时都会被仔细检查。现在已不再提倡在脐带残端上使用酒精、抗生素软膏、滑石粉或其他液体了。相反，当脐带残端有污物时，用温的清水稍微洗一下即可。每次清洗脐带周围区域之前，你都必须仔细地洗手。清洗时，要用沸水洗过的薄绒布或医用棉棒。不要用棉球，棉球上疏松的绒毛或者线头有可能粘在脐带残端上，导致外源性的刺激从而诱发感染。

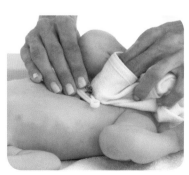

脐带残端 在每次清洗宝宝脐带残端之前，你都必须仔细洗手，而且清洗时的动作应十分轻柔。

保持宝宝清洁

尽管宝宝没必要每天都全身浸浴，但在每天睡觉前那些轻松愉快的活动中，洗澡可算其中重要的一个。当宝宝只是需要简单清洗的时候，你可以用擦洗来代替洗澡，这样他就能干干净净地睡觉了。

洗澡时的安全问题

★ **绝对不要把宝宝独自留在浴缸里** 或是让他独自靠近任何有水的地方，哪怕只是一小会儿。

★ **仔细测量水温** 保证洗澡水在洗澡前便达到适宜的温度，宝宝在浴缸里的时候不要再往里加热水。

★ **如果你用的是大型浴缸** 可以考虑加一个套垫，让宝宝固定在一个位置上更便于清洗。

★ **如果你用的是婴儿浴盆** 确保将其放在结实的平面上。放在齐腰的位置更好，这样你就不用弯下腰去抬了。如果你把浴盆放在地板上，当把宝宝从浴盆中抱起来时，要注意不要滑脱，以免宝宝坠落。

★ **托住宝宝的头部** 洗澡时要始终用手托住宝宝的头。

重要建议

如果你拿不准洗澡水的温度，可以买一支浴缸温度计。水温应控制在35~38℃。给刚出生的婴儿洗澡，水温最好能再低一些。

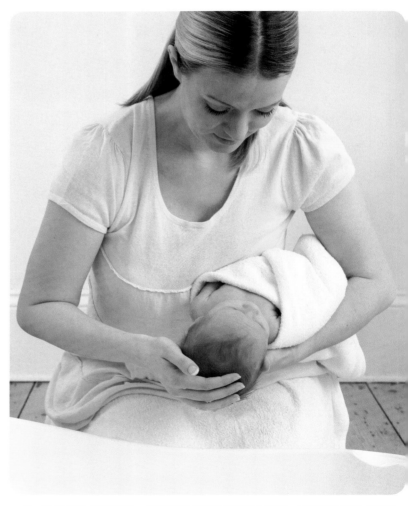

1 **检查水温** 不要过热。你可以往水里加几滴婴儿浴液，这将有助于除去污物。接下来脱掉宝宝的衣服，用干净的毛巾裹住他。单手把宝宝抱在怀里，将他靠近浴盆，用稍微蘸点儿肥皂的湿绒布为他清洗头皮，把绒布漂洗干净后，用绒布吸取清水挤在他的头上。

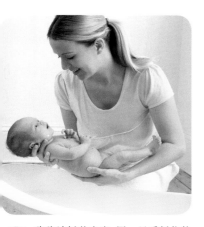

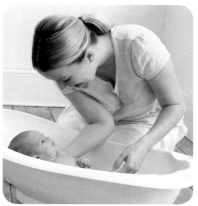

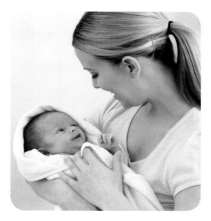

2 稳稳地托着宝宝 用一只手托住他的头颈部，将他轻轻地放入浴缸。用薄绒布仔细地为他清洗，尤其是皮肤褶皱处。

3 与他开心地玩耍 你可以往他身上浇水，唱歌给他听或是跟他聊天。给新生儿洗澡有点让人紧张，因此要试着保持快乐的心情以免宝宝感觉到你的焦虑情绪。

4 裹住宝宝 洗完澡后要立即用一块温暖干燥的浴巾裹住宝宝并把他紧紧搂在怀里。带帽子的浴巾不仅可以避免宝宝经头部丢失热量，还能擦干他的头发。

擦洗

给宝宝擦洗时，先往水池或盆里倒入温水，往水里加几滴婴儿浴液。擦洗时，要把宝宝放在一个避风且舒服的地方。确保用不同的毛巾或绒布分别擦洗脸、身体及臀部等部位，而且所有毛巾或绒布都要用开水烫洗。

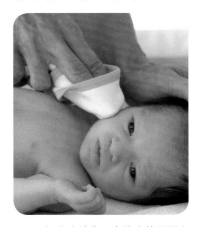

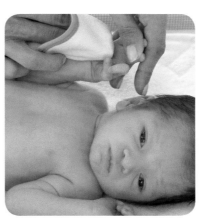

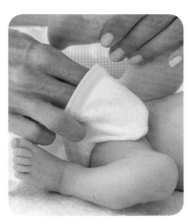

1 把宝宝放在一个结实的平面上 用毛巾或绒布轻轻擦洗他的面部、耳后以及颈部的褶皱，在这些区域的奶渍可能会对他产生刺激。

2 轻轻地为他擦洗腋下和指缝 这些地方可能会非常脏，然后再擦洗腹部，但要格外小心他的脐带残端（见159页）。

3 轻柔地擦洗生殖器部位 包括所有的皮肤褶皱。之后将他小心地翻过来，托住他的头，再为他擦洗背部、臀部及双腿。

哄宝宝入睡

宝宝刚出生时，你可能很难掌握他睡觉的规律。如果他没有睡意，你可以试着哄他、安抚他，直到他感觉到安全并渐渐睡去，这样一来，他很快就能学会自己入睡，即便是在夜里醒来，他也能再次入睡。

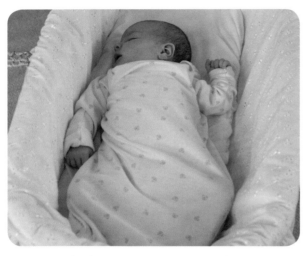

安全的空间 待在提篮或摇篮里让许多小宝宝感到更安全。不要给他穿过多的衣服。天气暖和的时候，只穿尿布再盖一条毛毯便能让他感觉舒适。定时去看看他，如果他看上去有点冷，可以再添毯子。

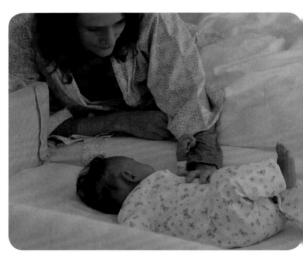

婴儿床 你也可以把婴儿床紧靠着你的床摆放，这样能方便你夜间喂奶。你待在宝宝身边对他来说是极大的享受，但也不要每次他一出声就去抱他，因为通常他自己能接着睡着。

婴儿猝死综合征

婴儿猝死综合征指的是婴儿难以解释的突发死亡。尽管常见于4个月以下的婴儿，但在4岁之前都有可能发生。目前病因尚不明确，但多方面的研究已经发现了若干导致这种疾病的危险因素，以及一些预防方法。

★ 让宝宝一直待在你身边直到半岁。

★ 让宝宝睡觉时始终保持仰卧的姿势，双脚搁在婴儿床的床脚。

★ 让室温保持在18℃左右，给宝宝盖被单或绒布单，避免过热。

★ 孕期不吸烟，同时禁止任何人在宝宝的房间里吸烟。

★ 如果宝宝出现发热，给他降温的同时还需要带他去看医生。

★ 如果宝宝是早产儿，当你饮酒了或服用了药物的时候要避免与他躺在一张床上。

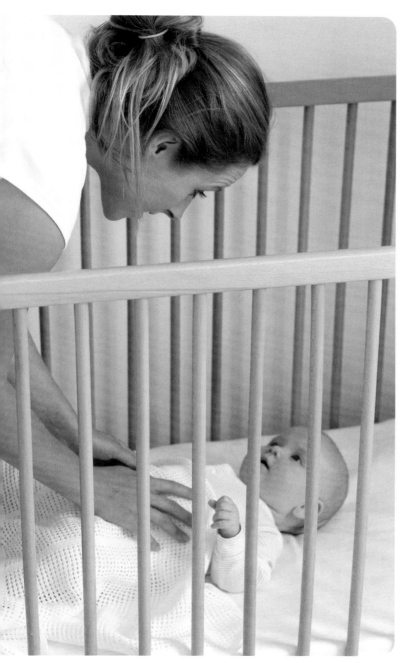

脚对脚 把宝宝的双脚放在小床床脚的一头十分重要，这样不仅能预防婴儿猝死综合征（见左），还能避免宝宝在毛毯里扭来扭去甚至挣脱出来。

帮助宝宝入睡

★ **给宝宝一个安慰品** 诸如他喜欢的毛毯或玩具都有助于安抚宝宝。许多宝宝入睡或夜间醒来时喜欢触摸熟悉的东西。当宝宝不在自己的小床上时，安慰品也能帮助他入睡。

★ **临睡觉之前应保持周围环境安静、光线偏暗** 当宝宝夜里醒来喂他吃奶或换尿布的过程中不要跟他说话或做游戏。他很快便会明白夜里没什么好玩的。

★ **按时哄宝宝睡觉** 有时宝宝过度疲倦时也很难平静下来。

★ **如果宝宝在吃奶的过程中睡着了** 可以轻轻地弄醒他，确保在把他放回小床之前已充分拍背，否则一旦他醒来发现你不见了会感到惊慌。

★ **不要每次一出声就抱他起来** 大多数情况下他能自己平静下来。

★ **被独自留在房间里** 这可能会让宝宝不高兴。你可以把他放在小床里，让他安心。如果他啼哭，你可以返回房间轻轻地拍他的面颊或腹部，等他感到高兴了你再离开房间。

重要的事
无论有多少专家提倡"控制啼哭"，你都不能任由宝宝啼哭而不管。啼哭是宝宝唯一的办法，这是他在告诉你"出问题了"。

安抚你的宝宝

在学会分辨宝宝因为什么而紧张、啼哭或入睡困难等之前，你会觉得照顾宝宝是一项让人精疲力竭的工作。幸好有许多屡试不爽的方法可以帮助你。

安抚啼哭的宝宝

★ **搂着并轻轻摇晃** 能让许多宝宝停止啼哭，但让人沮丧的是，这种方法并不是每次都奏效的。

★ **有节奏的声音** 例如低调的音乐，甚至是吸尘器发出的声音，对许多宝宝都具有安抚的作用。

★ **如果摇晃能让你的宝宝放松睡着** 你可以把他放在推车里，这样你就能坐着，然后用单手或单脚摇动推车了。

★ **裹在毛毯里** 可以让一些宝宝感觉更加舒服（见右）。

★ **毛毯或外罩** 可能会让一些宝宝感到束缚，他们更喜欢轻便一点的毯子或婴儿睡袋。

★ **有些宝宝需要吮吸才能入睡或平静** 这就是他们在不安的时候会一直吃奶的原因。不饿的时候，安抚奶嘴也可以让他得到安慰。

★ **让他感到安全的方法** 如果你能找到这种方法，你会发现他能整天保持平静并觉得舒服。

★ **啼哭** 如果在喂奶、由母乳换成代乳品或更换代乳品品牌之后啼哭，你要告诉医生或健康随访员，这可能提示宝宝的代乳品不合适。

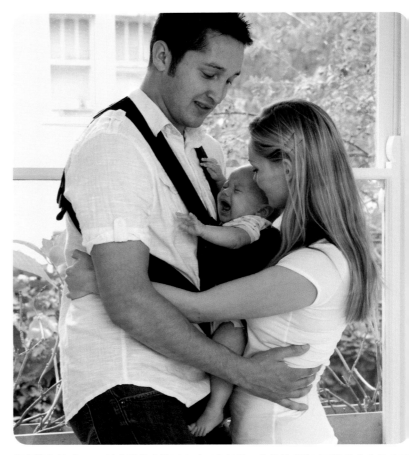

紧紧搂住他 把宝宝放在婴儿背带里有助于安抚他，尤其是当你还不清楚他为什么不安时。许多宝宝都喜欢把头靠在你的胸口，聆听你的心跳声。如果在你喂饱了他并拍过背，还换了干净尿布之后，他仍然啼哭不止，那么他也许只是太累了，此时最好的办法便是抱着他轻轻摇晃或四处走走。

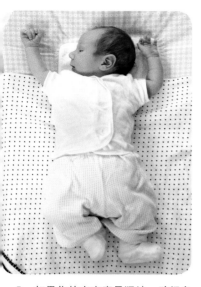

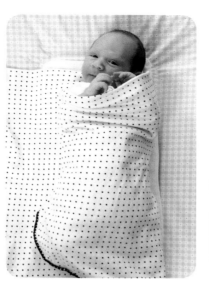

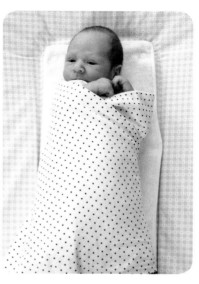

1 如果你的宝宝容易猛地一动把自己弄醒的话 那么把他裹起来会使他睡得更好。先把宝宝放在一条大毯子的中间，把双手和头露出来。

2 把右边的毯子盖过来，塞在宝宝的身下 但注意不要过紧。另外，不要压住宝宝的双手和前臂。

3 接下来再用左边的毯子裹住宝宝 并压在对侧身下。这样他既感到安全又能稍微活动，你便可以把他放下，让他睡觉了。

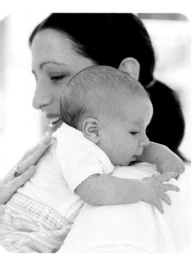

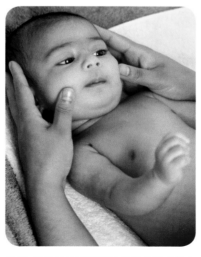

胀气 吞咽下的空气会使宝宝特别不舒服，因此当宝宝表现出不安的时候不妨先拍背。把宝宝直立抱着，轻轻摩挲他的背部或沿着脊柱上下抚摸，直到感觉或是听到了排气为止。

按摩 轻柔地按摩可以让易怒或腹痛的宝宝平静下来（见170~171页）。临睡前为他按摩能帮助他放松入睡，喂奶前做一些按摩也很有用。

肠绞痛

难以止住的啼哭可能提示宝宝出现了"肠绞痛"，目前大多认为这是一种腹部疼痛，而且常常表现为宝宝每天在固定的时间里啼哭。

可能的原因 确保每次喂奶都为宝宝拍背。如果宝宝是母乳喂养的话，你要避免食用如甘蓝、西兰花及洋葱等容易产气的食物。

能做些什么？ 医生可能会建议使用一些解痉药以缓解不适。洗温水澡也有助于减轻症状。绝大多数宝宝的症状会在3个月后消失。

建立纽带关系

纽带关系的建立非一朝一夕之功，你也许要花上数月甚至数年的时间去培养、巩固。它将把父母与宝宝紧密而持久地联系在一起。在纽带关系中，父母将给予宝宝爱、情感、保护等。

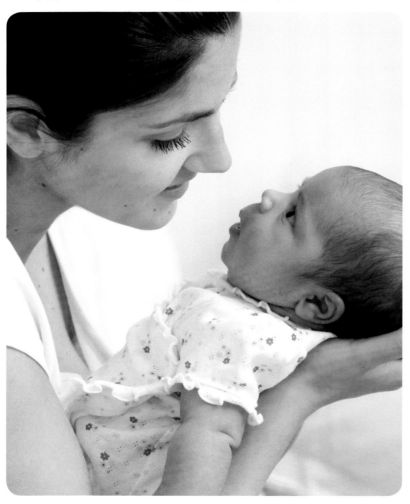

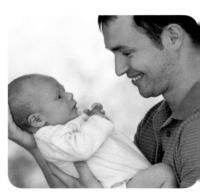

与爸爸的交流 给你的爱人时间和空间，让他找到自己的规律，建立亲密的父子关系。他们俩将从相处的过程中获益。

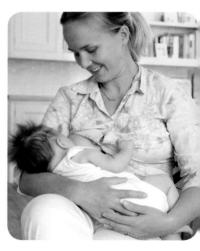

最好的"投资" 与宝宝共处的每一刻都能促进你与宝宝之间纽带关系的建立，强化你们之间的联系。你可以经常与他进行眼神交流，跟他聊天或唱歌给他听。随着宝宝逐渐长大，他开始对你的面部表情做出反应或是模仿你。当宝宝"呜呜""呀呀"的时候回应他，你和他之间的第一次对话就这样开始了。

身体上的亲密接触 研究发现，母乳喂养在促进母子之间交流和建立纽带关系方面具有极好的作用。

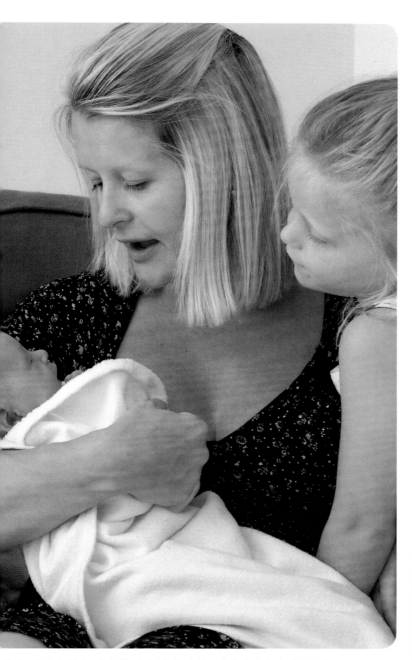

让孩子们参与其中 宝宝的哥哥和姐姐将逐渐与家庭新成员之间建立起良好的关系，若你能让他们参与到照顾宝宝的工作中来就是成功的开始。当宝宝不高兴的时候，他们可以帮忙抚摸宝宝的肚子或双脚，甚至还能帮你取来尿布并帮你换上。把他们都紧紧抱在怀里，这样他们会感觉到你对他们的爱没有减少。

分给其他孩子一些时间

你应鼓励孩子们建立良好的关系，把时间和精力分配给所有孩子，能让他们感受到被爱、被需要。

年龄大的孩子同样需要你 新生命的降生可能会打破家庭中固有的平衡，这会让年龄大的孩子们感到不高兴。你要知道，尽管新生儿需求很明确，但只要他快乐、清洁并能吃得饱饱的，他就能感到满足。而这个阶段更需要你的，反倒是宝宝的哥哥和姐姐们。

挤出时间 偶尔让别人帮你照顾一下宝宝，这样你就有时间静下来看看书或是陪其他的孩子玩耍了。

坦率诚实 最重要的是应该告诉孩子们，爸爸妈妈的一部分精力将被小宝宝占据，让孩子们提前了解这一点，他们就不会那么不开心了。

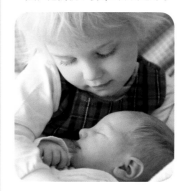

正向肯定 鼓励小哥哥和小姐姐温柔地对待他们的新妹妹或弟弟，当他们做得好时称赞他们。

167

了解你的宝宝

宝宝出生后的最初几周在不知不觉中过去了，你也许会感叹，生活似乎永远都无法回归正轨了。然而，一旦你开始了解宝宝，熟悉他的个性之后，你就会发现以前难熬的日子现在却过得很轻松。

重要建议

有的宝宝容易过度兴奋，因此如果宝宝在玩耍过程中开始啼哭，你可以换一些相对安静的活动，例如阅读、轻柔地唱歌，或者给他喂奶。

与宝宝做游戏

玩耍对宝宝的社会性、身心以及认知功能的发展都非常重要。在和你玩耍的时候，他不仅十分享受这个过程，还能学着去探索周围的世界，这将使他受到良好的刺激。

★ **即使是很小的宝宝** 也喜欢做运动，从2~3个月大开始，宝宝将很兴奋地发现，虽然踢腿动作还不太稳定，但也能产生效果。你可以买一些色彩对比强烈的玩具供他击打。

★ **爬行** 对于强健宝宝背部和颈部的肌肉十分重要，你可以买一块表面有织纹的婴儿爬行垫，能让爬行变得更加有趣。

★ **播放一些能让他开心的音乐** 他高兴的时候可以播放欢快的旋律，而当他脾气不好时则播放能安抚他的旋律。

★ **给他唱童谣或读儿歌** 这样能促进宝宝对语言的早期识别和理解。

★ **宝宝能立起头之后** 可以把他放在你的大腿上帮他跳一跳，有利于提高他整体的运动能力。

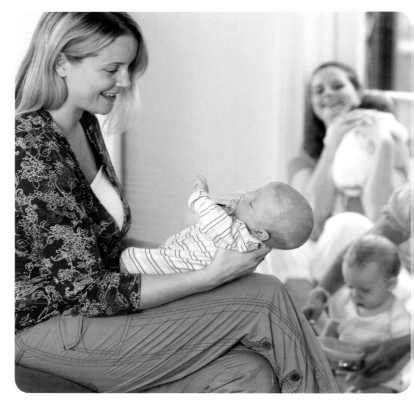

聚会 与其他新妈妈见面是分享分娩经历、交流新生儿护理方法的好机会。这也可能是部分宝宝的初次"社会性"经历，在不久的将来，他就可以和新朋友一起玩耍了。不要低估外出的重要性。新妈妈有时会感到孤单，如果能时不时改变一下，将会使你更快乐。

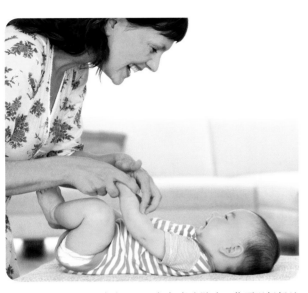

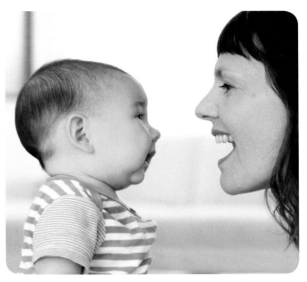

享受游戏时间 无论多小，宝宝们都喜欢游戏，你可以轻轻地胳肢他，帮他做双腿蹬车的动作，让他看到自己身体的活动。大笑、唱歌或聊天——他喜欢看到你微笑的脸，听到你熟悉的声音。与宝宝共处的每一刻都有助于使你们之间的关系变得更牢固。

跟他说话 你的面部表情可以夸张一点儿，这样他很快便开始模仿你了。他会惊奇地注视着你的脸，大约4~5周之后，当他的脸上第一次出现你未曾料到的微笑时，你就会明白，之前所有的努力都是值得的。宝宝们都喜欢聊天，因此你可以尽可能多地跟他说话或唱歌给他听。

适宜的玩具

宝宝刚出生时，只能看清距离他面部很近的物体，数周之后，他才能看得见彩色的物体。尽管如此，宝宝的触觉和听觉却很发达，不同的声音或质感都可使他们乐在其中。

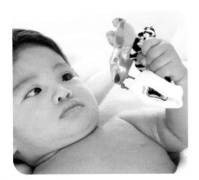

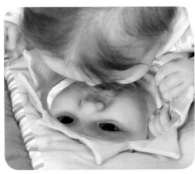

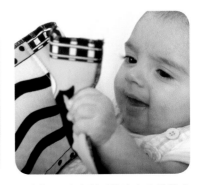

拨浪鼓 只需轻轻一动便能发出声音的软质拨浪鼓最适合做宝宝的第一个玩具。

婴儿镜 宝宝通常要过一段时间才能认出自己，因此专为婴儿设计的镜子将使他欣喜不已。

软性书 无论多早开始让宝宝接触书籍都不为过。你可以买一些颜色对比比较强烈的布质书。

给宝宝做按摩

按摩是使宝宝放松的好方法。目前还认为按摩能促进父母与宝宝之间纽带关系的建立，帮宝宝缓解不适，改善睡眠，促进宝宝体重增长，甚至还能促进宝宝认知功能的发育。

重要的事

英国的一项研究发现，为宝宝做按摩能帮助产后抑郁的母亲与宝宝之间建立更好的关系。

抚触的重要性

传统医学已明确证实，抚触能促进宝宝情感、身体等多方面的健康发展。

你也同样受益 按摩是使宝宝安静下来的好方法，同时还有助于你们之间建立一种亲密的肢体关系。宝宝能感觉到被爱、被关怀，而你也会发现这样能更容易地与宝宝建立纽带关系。抚触具有治疗的作用，你和宝宝都能从这种爱抚中获益。

调查研究 美国的抚触研究所发现，在短短5天里每天接受3次按摩的早产儿，其恢复速度均快于其他同样虚弱但未接受过按摩的早产儿。足月或大一些的宝宝也能从抚触中获益。为宝宝做按摩的父母常常会发现，按摩不仅能让宝宝睡得更好，减轻肠绞痛，还能使过度活跃的孩子放松下来。新的研究显示，早产儿常更加警觉，因此定期为他们按摩，能使他们睡得更好，体重增长得更快。

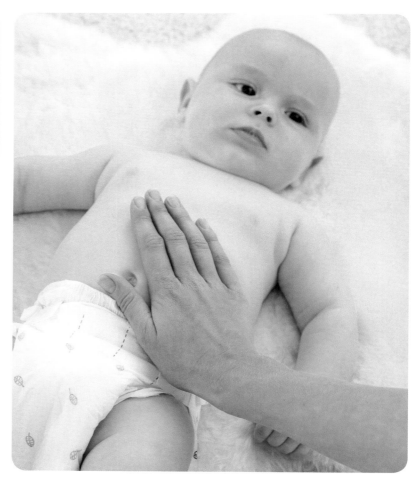

简单易行 给宝宝按摩时，你不需要去学什么特殊的手法。相反，你只需轻轻地、有节奏地抚摸，让宝宝的反应引导你。按摩应选在他高兴的时候进行，并且要把他放在一个避风且柔软的平面上。

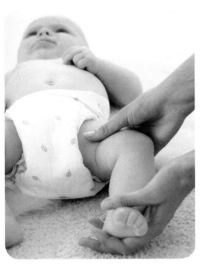

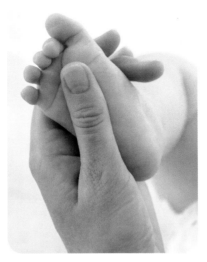

使用婴儿按摩油

按摩油可以增强按摩的效果，所以选择适合宝宝的按摩油非常重要。

成分简单 理想的选择是像橄榄油、葡萄子油或杏仁油那样的天然按摩油。使用前要先用手把按摩油弄热。按摩之后，宝宝会变得滑溜溜的，记得用干净的毛巾擦掉宝宝身上多余的油。

检查 如果你想用精油，请先向擅长婴儿芳香疗法的治疗师咨询。精油的使用量需要严格控制（60毫升基底油中加入1滴），使用时还应远离宝宝的嘴巴、眼睛和生殖器。

选择合适的时间地点 如果宝宝的个头不太大，你可以把他放在你的大腿上进行按摩，或者在地板上铺一块毛巾，让宝宝躺在上面。如果宝宝表现出抗拒，就等他平静一些之后再开始。你可以在喂奶之前为宝宝按摩，或是把按摩作为睡觉之前的一项准备活动。

享受乐趣 确保宝宝正处于比较舒服的状态，你可以从头顶开始，一直按摩到他的小脚尖。既然按摩的目的就是为了安抚宝宝以及让他放松，那么何不在按摩的过程中和宝宝做游戏呢？

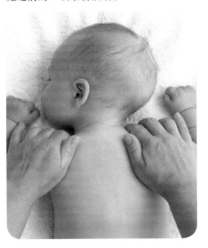

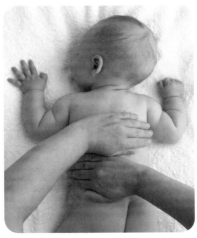

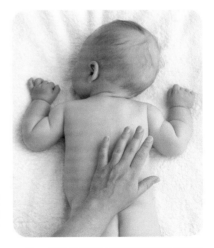

1 如果你使用按摩油（见上），开始前应先用手把按摩油弄热。先让宝宝仰躺着，再让他趴着，从头到脚进行按摩。你可以来回地按摩宝宝的背部，再按摩双肩及双腿。

2 现在，将轻按和重按的手法结合起来 在宝宝的背部以顺时针和逆时针的方向画圈按摩。当你单手为宝宝按摩的时候，确保能把另一只手轻轻放在宝宝的背上以便让他安心。

3 用手掌轻轻按压宝宝腰背部的肌肉 这种手法能松弛下消化道的肌肉组织，特别是在宝宝频繁出现肠绞痛或胀气时非常有用。按摩时唱歌给他听或是跟他说话，能增强效果。

第一次外出

用不了多久，你可能就想带宝宝到户外去了。虽然刚开始时，带着宝宝和他的一大堆必需品出门让你望而却步，但你很快就能迈出这一步。

宝宝的换洗包

宝宝的换洗包是你外出时的"救生背包"，因此应准备好各种物品，这是极其重要的。换洗包里应包括：

★ 3~5片干净的尿布 如果你用的是可重复使用的尿布，还需准备塑料罩裤及衬里。

★ 2个塑料袋 用来装弄湿的衣服和换下来的尿布。

★ 湿巾和绒布 用于紧急情况下擦洗全身。

★ 1小支臀部隔离霜。

★ 1~2件换洗衣服。

★ 1~2盒或1~2罐配好的代乳品（如果是人工喂养的话）。

★ 1~2个干净的带盖奶瓶（如果是人工喂养的话）。

★ 护乳霜。

★ 1~2条棉质方巾。

重要建议

只要你能做得到，宝宝外出并没有特殊的年龄要求。新鲜空气和轻柔的运动对你和宝宝都大有益处。

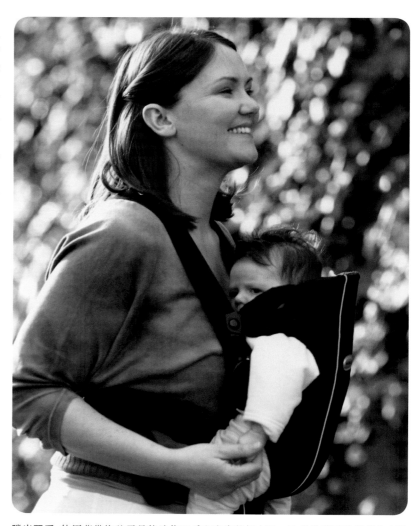

腾出双手 使用背带抱孩子是能让你双手空出来的好方法，这样你就可以带着宝宝购物或与好友喝茶了。宝宝也喜欢紧贴着你的胸口，外出时宝宝通常都能保持安静，有时甚至能睡着了。

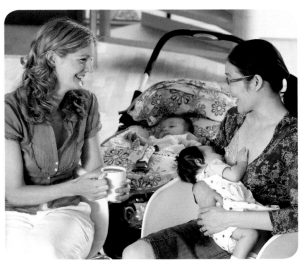

充分利用婴儿推车 无论你在哪里，婴儿推车都可以充当临时的座椅或床以安置宝宝。抽时间与新朋老友会面，能让日常生活有些小小的变化，对你来说意义非凡，而且与其他妈妈分享相似的经历也能消除你的疑虑。

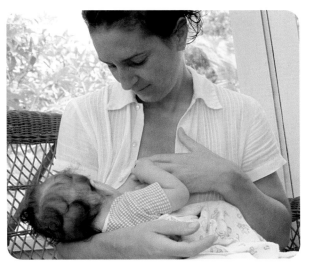

在公共场所哺乳 尽管哺乳是世界上最自然的举动，但有些女性还是觉得在公共场所喂奶很难为情。你可以在设计行程时考虑途中哺乳室的位置，或是带上一件披巾或毛毯以避免尴尬。在一个安静的地方哺乳能使你感觉轻松一些。

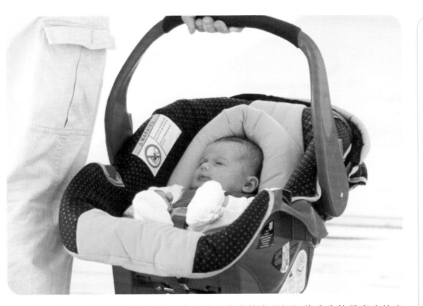

轻松旅途 在生命最初的几个月里，宝宝的安全座椅毫无疑问将成为他最喜欢的座椅；你能在不打扰他的情况下，轻松地带他进出家门或到商店去。基于这个原因，选择一个填料饱满、外罩可洗并且扶手易于握持的安全座椅很重要。

待在安全座椅里

便捷的儿童安全座椅可能意味着宝宝会长时间地坐着。

注意检查 现在的儿童安全座椅都是便携式的，你很容易忽略宝宝已长时间处于同一种姿势。专家建议，年幼的宝宝应放在可平卧的"第一代"手提式婴儿床或儿童安全座椅中。医学研究也发现，蜷缩在直立的安全座椅中的宝宝存在发生呼吸问题的潜在风险。此外，长时间待在安全座椅里，还可能限制宝宝接触到来自外界的刺激，而这些刺激对于他的感觉和运动能力的发展都是十分必要的。

你的支持网络

在过去，许多新妈妈能在众多家庭成员的帮助下养育宝宝，现在的情况已经大不相同，但是你可以去创建自己的关系网，以获取所需的帮助和支持。

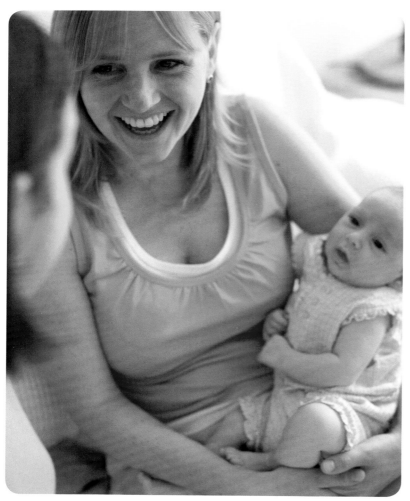

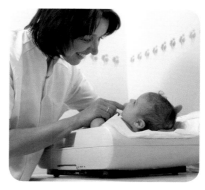

定期检查 养成习惯，定期去当地婴儿诊所测量宝宝的体重和身长，绘制生长发育曲线图。另外，你还可以与医生讨论你所担忧的事。

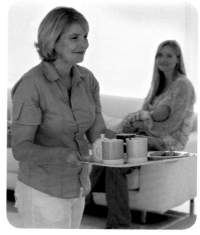

大家庭 家人的来访能让你有机会稍事休息，除了能为你提供一些帮助和建议之外，他们还能在家务活上帮你搭把手。

接受帮助 在有些地区，健康随访员会在产后经常到家中来看望你。有的地区还设有产后活动中心。检查和巡视都是为了监测宝宝的情况，以便为你提供信息和相应的帮助。遇到问题时，你可以利用这些专业知识找到解决问题的方法。

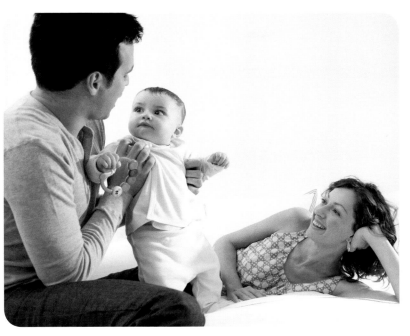

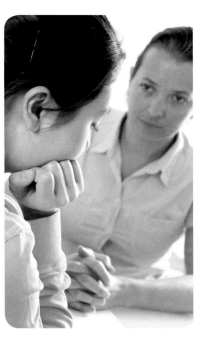

彼此支持 当家里有新生儿时感到疲劳或易怒都是正常的，你甚至可能会和爱人发生争吵。但请记住，在这件事情上你们是一体的。另外，移情也能让事情变得更容易。试着不要因挫败而感到窘迫，要尽可能地彼此理解。花上一些时间，像一个新组建的家庭那样相处将有助于减轻压力。

获得专业的帮助 如果你感到抑郁或觉得自己无力应对，请尽快去看医生或健康随访员。产后抑郁是容易医治的，治愈后你的生活将更加快乐。

产后抑郁症

产后抑郁症与大多数女性产后所经历的"产后抑郁"不同（见144页），它可能影响到10%~15%的新妈妈。尽管不同的女性症状不尽相同，但产后或多或少都会出现一些症状。

全新的生活 当你感到劳累或情绪激动时，初为人母的压力以及随之而来的责任将使你感到难以承受。如果你长期出现下列一种或多种症状，并且持续两周之后仍没有明显好转的话，不要犹豫，请告诉你的医生。产后抑郁症是很常见且可以治疗的，所以在事态失去控制之前寻求帮助是特别重要的。产后抑郁症可能在产后突然出现，因此如果你感觉不对劲或是觉得疲于应付的话，请务必寻求帮助。

症状包括：
★ 爱哭
★ 焦虑
★ 内疚
★ 易激惹
★ 混乱
★ 睡眠障碍
★ 疲乏不堪
★ 难以做出决定
★ 自尊心缺失或是对自己身为人母的能力缺乏自信
★ 不能感到身为人母的乐趣
★ 担心自己或宝宝受到伤害
★ 对平时喜爱的人怀有敌意或是漠不关心
★ 难以集中注意力
★ 因无法快乐而感到羞愧
★ 害怕做出判断
★ 感到无助
★ 性欲缺失
★ 食欲缺失

角色转换

适应父母这个新角色，掌握照顾宝宝的基本方法，
这些都要花上一些时间，因此不要期望过高。

重要建议

女性体内激素在产后进行调整是为了哺乳和养育宝宝，而不是为了生育更多的宝宝。即使没有性关系，充满爱意的肢体动作也能稳固你们的关系。

积极养育

★ **不必强迫自己成为完美的父母** 也不必事事遵循别人的指导，按照你们对 "父母" 这个身份的理解，形成自己的想法并实践。

★ **说出你们的担忧** 如果你们能保持平静并像团队一样工作，凡事都能迎刃而解。

★ **花时间经营你们的关系** 当问题出现时，努力解决而不要满腹牢骚。养育宝宝是一个回报丰厚但又充满压力的过程，因此你们需要互相支持。

★ **让一切井然有序** 如果需要帮助，请不要犹豫，向他提出来。把要完成的事列成清单，但是如果不能都做到也不要烦恼。如果你们能密切合作，就能把更多的时间用来巩固彼此的关系以及你们与宝宝之间的关系。

★ **给自己留点儿时间** 为人父母是很辛苦的，每个人都需要休息，为自己充电，享受属于自己的时间和空间。

★ **摄取健康而营养全面的食物** 喝足量的水。如果你能保持稳定的能量水平，你处理起事务来将会更加得心应手。

★ **有规律的锻炼能帮你减压** 也能帮你保持健康的体魄。

★ **相信你的直觉。**

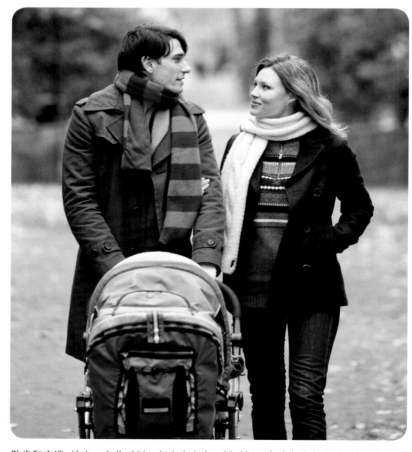

散步和交谈 抽出一点儿时间一起出去走走，暂时把日常琐事放在脑后，有助你更加透彻地看问题，而且还能打开心扉，交流彼此内心的感受。在未来的日子里，关于怎样照顾宝宝以及日常生活上，你们将要做出许多重要的决定，因此最好能养成定期交流、共同商量决策的习惯。

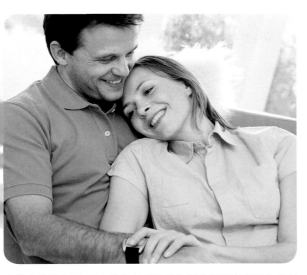

珍惜你的爱人 与爱人独处对于维持你们之间健康牢固的关系十分重要。那些能维持良好的关系，时常表达关心、尊重、感谢和爱意的父母才是最有效率，同时也是最快乐的。

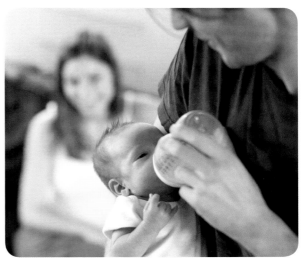

享受分担 为人父母的责任使你们都有机会检验自己照顾宝宝的技能，你们将发现彼此都很享受这项工作。尽管工作分配上永远不可能绝对平均，但尽可能做到两人都承担一些。与你们两中的谁单独在一起，宝宝都会很高兴的。

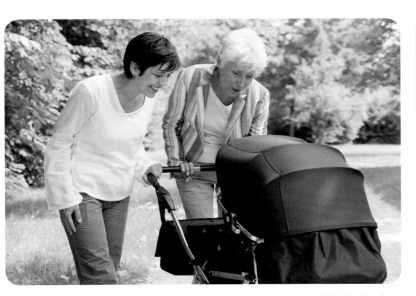

特殊关系 在情况许可的前提下，宝宝的祖父母和外祖父母也是很乐意帮忙的，与宝宝在一起能给他们带来快乐，宝宝当然也很喜欢。尽管有时让你接受那些过时的建议有点困难，但他们的出发点是好的，而一旦你遇到困难，宝宝的祖父母和外祖父母都会立刻伸出援助之手，帮你渡过难关。

和祖父母在一起

研究显示，亲密的大家庭对宝宝生活的方方面面都能产生正向影响。

重要的联系 生活在大家庭里的儿童在生活中常常会更有修养，更成功，并且更加快乐。宝宝的祖父母不仅仅能给予他们无条件的爱，还能为他们提供良好的环境。在这个环境中，宝宝们能学到从道德准则、餐桌礼仪、尊重、礼节、社会技能、责任感、各种关系甚至到家族历史等方方面面的知识。不要低估这种血缘关系在宝宝长大成人过程中的重要性。

177

适应家庭生活

家庭给你的生活带来的回报将超乎你的想象。在照顾宝宝的过程中，把注意力集中在积极的一面，强化那些将伴随你终生的各种关系。

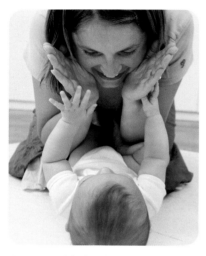

全靠自己 单亲并不容易，有时你会觉得自己快应付不了了。尽管如此，与宝宝之间建立的关系能给予你回报，而且将大大超出你所付出的。

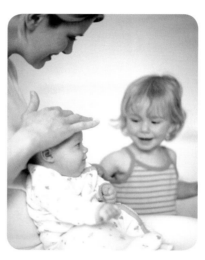

竞争 宝宝的降生可能会刺激其他孩子产生嫉妒的心理，因此，要让他们融入其中，让他们知道自己也是家庭中的重要成员。

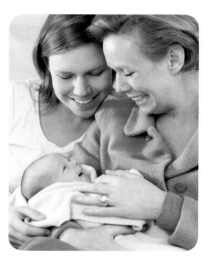

额外的帮助 在宝宝的生长过程中，大家庭能给予他爱、温暖和指导，并且还能让你偶尔休息一下。

单亲妈妈

过分强调单亲对孩子生活的负面影响，使人们忽略了一个事实，那就是其实单亲同样能与宝宝建立牢固的纽带关系。尽管独自一人比较艰难，但这并不意味着你无法给予宝宝最好的照顾。

接受帮助 为自己留一些时间非常重要。毫无疑问，一个根本没有自己的时间，同时又筋疲力尽的母亲会过得很辛苦，所以请充分利用一切可利用的支持，确保你能得到休息。如果你难以独自做出重要的决定，你可以告诉你的朋友和家人，或是向健康随访员寻求建议。有许多能为你提供支持和指导的机构。在有些地区还可以考虑利用减税或贷款的方法，毕竟抚养宝宝是十分昂贵的。

让爸爸也参与进来 如果可能的话，鼓励宝宝的爸爸在宝宝的生活中发挥他的作用。也许你们之间的关系并不好，但是爸爸与宝宝之间的关系在未来的日子里是非常重要的，你会发现与做夫妻相比，共同抚养宝宝时你们能相处得更好。

相信自己 毋庸置疑的是单亲妈妈的任务会更重一些，但只要能给宝宝足够的爱和照顾，宝宝便能在你的照料下茁壮成长。

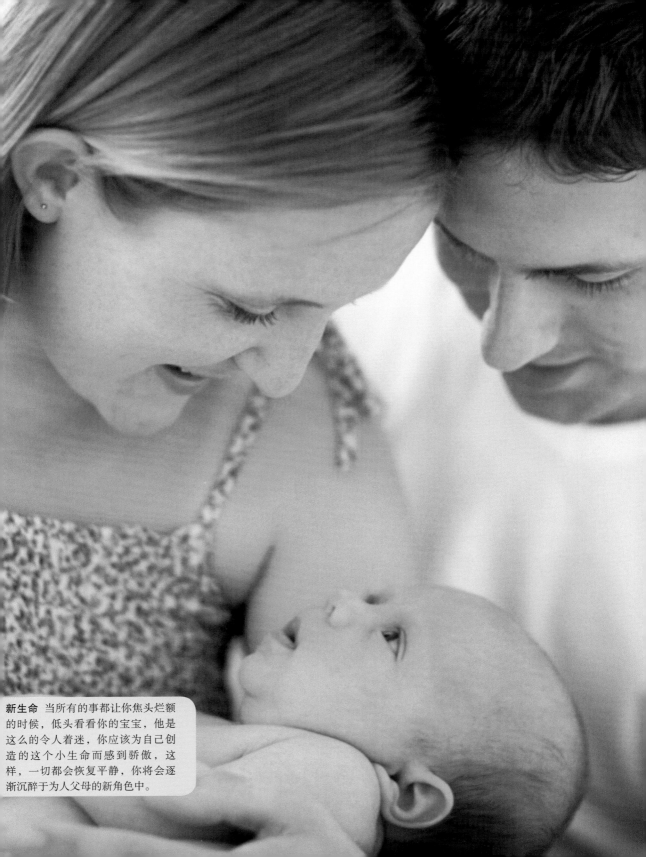

新生命 当所有的事都让你焦头烂额的时候，低头看看你的宝宝，他是这么的令人着迷，你应该为自己创造的这个小生命而感到骄傲，这样，一切都会恢复平静，你将会逐渐沉醉于为人父母的新角色中。

产后复查

产后6~8周内，医生会对你进行全身检查，以确保你无论在身体上还是情绪上都一切正常。

> **重要建议**
>
> 不适消失后你可以重新与爱人开始性生活，如果你出现疼痛或不适，你需要去看医生。

产后复查

医生可能会问你以下这些问题：

★ 你是以何种方式分娩的？

★ 你是否有健康方面的担忧或疑问？

★ 你的会阴或剖宫产手术瘢痕是否愈合良好？

★ 你的分泌物是否正常，月经是否复潮了？

★ 你的大小便是否正常？

★ 你正在母乳喂养吗？

★ 分娩过程中你感觉怎么样？

★ 你的情绪怎么样？

★ 你平时都吃些什么，有没有做一些运动？

★ 你的睡眠情况怎么样？

★ 你考虑采用何种避孕方式？

★ 你抽烟吗？

★ 家里为你提供良好的支持了吗？

★ 你对宝宝有什么担忧吗？

★ 你的宝宝是否处于满足、健康、持续生长以及对外界刺激有反应的状态？

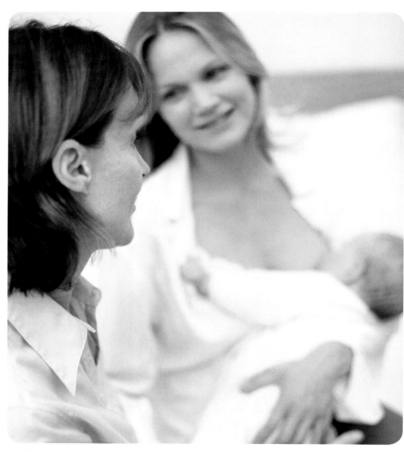

开诚布公 医生会询问你喂养宝宝的方式，并与你讨论遇到的问题。医生也会询问你的感受，如果你有困难，不要害怕，要勇敢地承认。要知道，产后抑郁是正常的，而产后抑郁症（见175页）则对你和宝宝都有风险，但它是可治疗的，因此请接受医生的帮助。

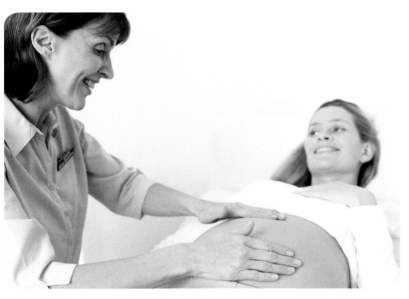

体格检查 医生会为你做全面的检查，目的是了解你是否已恢复正常。她会触诊以确保子宫已经回缩，另外还会与你探讨分泌物的情况或仍然持续的阴道出血症状。如果你是经剖宫产分娩的，她还会仔细检查你的瘢痕，如果你做了会阴侧切术，她也会仔细检查会阴的伤口。通常不需要做阴道内诊。

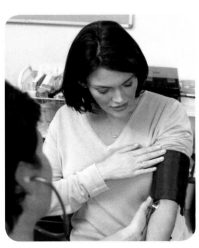

化验检查 医生将测量你的血压，如果你孕期曾患糖尿病，还要化验血糖和尿糖。孕期贫血的女性需要做血液检查，以确保体内铁元素的水平已恢复正常。

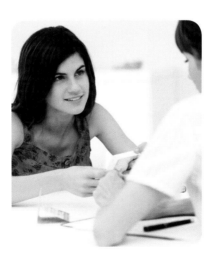

避孕 医生会和你探讨避孕的相关问题，以便你能选择最适合的避孕方式。尽管母乳喂养有助于避孕，但却不是绝对可靠的。

产后锻炼

产后不久你就可以开始进行骨盆底锻炼（见30~31页）或腹部锻炼了，但应只做那些不会让自己感到不适的运动。

量力而行 如果你是剖宫产分娩，你会发现产后锻炼有一定的难度，因此运动时请量力而行，一旦感到不适便立刻停下来。

慢慢开始 当宝宝睡觉或是待在你身边的婴儿推车中时，你可以做一些简单的伸展运动。宝宝会对你的活动产生兴趣。由于孕期你体内的肌肉及韧带均出现松弛，产后需要一段时间才能恢复正常，因此在做伸展运动时应点到为止，避免拉伤。游泳是很棒的有氧运动，能使人放松，等恶露干净之后你便可以放心游泳了。

好心情 运动能促进体内激素的释放，如能让人感到快乐的内啡肽，从而使你情绪高涨。运动也是减压的好方法。

维持能量水平 不要为了产后减肥而烦恼。当你在进行母乳喂养时，必须要吃得好，才能确保奶水充足且富含营养；另外，你照顾宝宝也需要足够的能量。如果你坚持健康、新鲜且营养全面的饮食习惯，体重自然会降下来。如果能再加上一些规律的体育锻炼，你将很快恢复到孕前的体形。

新生儿复查

在你接受产后复查的那段时间，宝宝也将接受全身检查，以确保他的生长发育过程状况良好。

新生儿检查

宝宝将接受的全身检查包括：

★ **宝宝将被从头到脚检查一遍** 医生用眼底镜为他检查眼睛，他的口、耳、颈、双手、双足、头部控制和四肢肌力等都将接受检查。另外，医生会为他做胸部、腹部、脊柱及肛门的检查。如果你家是男宝宝，医生还会检查他的双侧睾丸是否已经降入阴囊了。

★ **宝宝要接受听力测试** 医生会询问你，当宝宝听到响亮的声音时会不会被吓一跳，然后嘴里发出"喔喔啊啊"的声音。

★ **关于宝宝视力的问题** 医生还会问你宝宝是否会盯着你的脸看，他的目光是否会追随你。

★ **对宝宝做腹部触诊** 医生还会检查他的髋部，以确定是否存在髋关节脱位。

★ **宝宝睡得好不好** 医生会问你宝宝睡觉时是否采用仰卧体位。目前均推荐采用这种体位以预防婴儿猝死综合征。

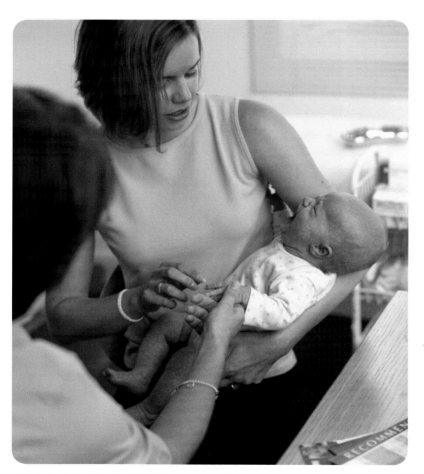

安抚宝宝 宝宝可能不喜欢被脱掉衣服进行全身检查，但要试着让他保持平静。安抚他、唱歌给他听或带上一个安慰物品都能够让他安静下来。有时，你可能还要停下来给他喂点奶，好让他足够放松，继续接受检查。宝宝通常不可能从头到尾都配合检查，这是所有医生都能理解的。

重要的事
如果宝宝的出生体重刚刚达标的话，那你也不要过分担心。有些孩子就是比别的孩子轻一些或小一些。

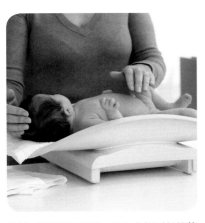

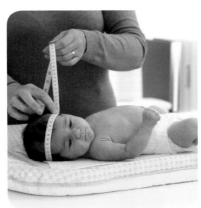

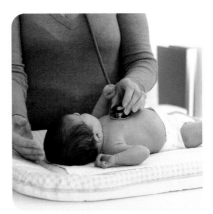

体重 宝宝将被称重，医生会把测得的体重记录下来。医生将为宝宝绘制生长发育曲线图，以观察他的体重是否符合出生体重对应的百分位数。出生后一周内宝宝体重下降是正常的，但到做检查的时候他的体重应该已达标。

生长发育 宝宝的身长和头围也要测量，这些数据也将被绘制在他的生长发育曲线图上，以观察他的生长发育是否正常。如果每次都稍微偏低一点也不要惊讶，这是完全正常的，当宝宝迎来第一次生长高峰时即可恢复正常。

呼吸和脉搏 医生将听诊宝宝的心音，如果出生时宝宝存在柔和的心脏杂音，医生就要检查这种杂音是否消失。万一发现了问题，就要被转诊到专业医生那里以排除畸形。宝宝的呼吸也是要检查的，以确保他没有呼吸困难。

免疫接种

宝宝需要接种多种疫苗，这就需要有计划地安排接种时间，这种安排称为计划免疫。这些疫苗可预防宝宝罹患严重的儿童期疾病。虽然看着宝宝接受首次注射让你不安，但他很快就能恢复。

做好准备 在免疫接种过程中，宝宝可能会感到有些不适，带上一个安慰物品或安抚奶嘴，注射时与他说说话，都能有所帮助。接种后，宝宝体温轻度升高也是正常的，你还会感觉到宝宝比平时更疲倦或脾气更暴躁。如果他出现任何其他症状，如高热、呕吐或皮疹等，你必须立即告知医生。大多数情况下，服用少量的对乙酰氨基酚可以帮他减轻不适。

做好记录 你可以把每次免疫接种的时间记录下来，顺便记录下相应的症状及副作用。将来你可能会用到这些信息。以下为中国一岁以内的宝宝免疫接种的内容和时间。

疫苗	月龄	预防的疾病
乙肝疫苗	0、1、6月龄	乙型肝炎
卡介苗	出生时	结核病
脊灰疫苗	2、3、4月龄	脊髓灰质炎
白百破疫苗	3、4、5月龄	百日咳、白喉、破伤风

疫苗	月龄	预防的疾病
A群流脑疫苗	6～18月龄	流行性脑炎
麻风疫苗（或麻疹疫苗）	8月龄	麻疹+风疹（或麻疹）
乙脑减毒活疫苗	8月龄以上	乙型脑炎

然后呢?

宝宝生命里的最初几个月转瞬即逝,他的生长发育速度之快令人惊叹。尚不能自立的宝宝很快就会拥有自己的思想,那么,好好欣赏他吧!

宝宝的生长发育

到3个月大时,宝宝将会:

★ 反射性抓握物品。

★ 抬起头部。

★ 协调吸吮、吞咽以及呼吸。

★ 社交性地微笑。

★ 被抱起后停止啼哭。

★ 能用不同的哭声表示疲劳、饥饿或疼痛。

★ 对他说话时能"咿咿呀呀"地出声。

★ 能认出自己的父母。

★ 视线能追随运动的物体,一般能看到20~25厘米远。

★ 能朝着发出声音的方向看。

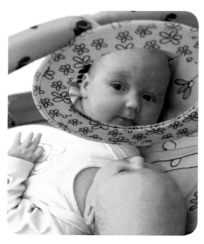

游戏非常重要 宝宝做的每件事都能促进他的生长发育。不要低估游戏的重要性。游戏能让宝宝了解周围的世界并促进其协调能力的发展。

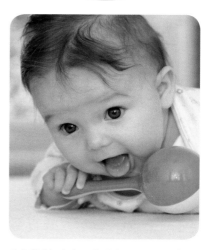

头部控制 出生一个月之后,宝宝一般能够短时间地抬起头,趴在地上时能将头从一侧转到另一侧。到6个月大时,他能完全掌握这种技能。

临时保姆

刚一开始,如果让你把宝宝交给别人照看,你可能会提心吊胆。但是,我们每个人都可能有需要别人帮助的时候,想办法给自己和宝宝找一个靠得住的临时保姆,你就可以放心地把宝宝托付于人了。

你信任的人 最初的几次外出,你可能会请朋友或家人帮你照看宝宝。你需要向他们介绍宝宝的生活规律,能使他平静下来的方法,以及你希望的喂奶及换尿布的频率。

认真观察 决定雇用临时保姆之前,先要和临时保姆见个面。当然,你还需要持续观察。要找一位对看护新生儿有经验的临时保姆,有急救知识的更好。如果自己也有弟弟妹妹的年轻临时保姆尤其合适,但请确保他们有信心照顾好宝宝。

介绍他们认识 在你外出的时间里宝宝通常都在睡觉,但是一旦醒来,他需要看到一张熟悉的脸。因此,无论你是在夜间外出还是在白天外出,务必在走之前让宝宝和临时保姆见个面,还要留下你的手机号码及与医生电话联系的相关细节。

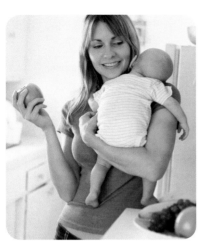

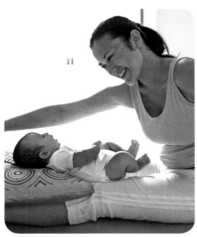

照顾好自己 尽管随着时间逝去，日子变得越来越轻松，但是做母亲仍是一件辛苦的事，因此，你要好好照顾自己。确保你的膳食结构健康，其中要包括大量新鲜、营养丰富的食物。零食能帮你保持体力，但要选择健康的零食，以维持血糖水平稳定。

恢复体形 如果这是你目前的生活重心，何不让宝宝也一起来呢？他会喜欢看你做的动作，并且他会觉得重复的动作很有趣。即便只是在宝宝的游戏时间里做一些伸展动作，也能有助你恢复体形并感觉精力旺盛。

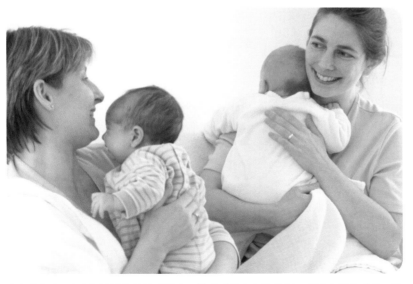

全新的视角 为人父母最美妙的感觉之一就是引导宝宝体验到一系列全新的感受。你和他一起做的每件事都十分有趣，而你也会发现自己开始用新的视角来看世界了。有许多适合小宝宝的趣味活动，到宝宝6~8周大时，你还可以带他去游泳，这将是他第一次游泳。

恢复孕前的社交生活

尽管你以前参加的活动不大可能全部适合现在的状况，但也值得一试。短时间离开宝宝有助你放松心情并产生一些新想法。

做出努力 虽然你可能忙得焦头烂额、分身乏术，但努力走出去、回归社交生活是非常必要的。这样能为你提供机会，向朋友展示宝宝的照片。短时间的离开不仅能缓解压力，还能使你有更充沛的精力抚养宝宝。

新的乐趣 当然，你现在选择参与的活动可能与孕前略有不同，但是与朋友聊天、外出用餐或看电影等，能让你暂时从身为父母所要面对的诸多需求中解放出来，得到休息。证据显示这种类型的活动还有助于预防产后抑郁症。

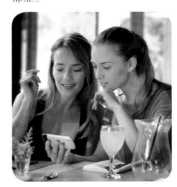

保持联系 偶尔与朋友们一起外出能使你的情绪高涨并让你享受到应得的休闲时光。

享受与宝宝共度的时光

在随后的数月里，宝宝将发生巨大的变化。因此花一些时间去欣赏你的宝宝，享受与他共度的每一时刻是非常重要的。

重要建议

游戏、唱歌或和宝宝交谈都能促进宝宝认知功能的正常发展，还能为他刚萌芽的社交技能打下基础。

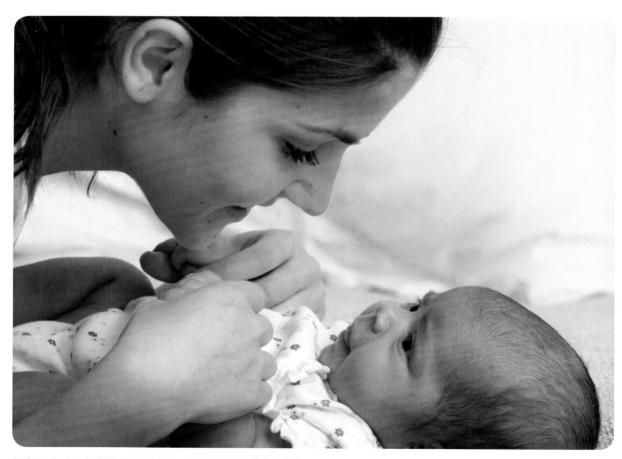

相亲相爱 宝宝很容易就能被逗乐，即使是特别简单的事都能让他乐不可支。你的声音，把你的脸凑近他的脸，一个温暖的拥抱，一个躲猫猫的游戏，这些都能给他带来无穷无尽的快乐。另外，感受到你对他无条件的爱，以及你花在他身上所有的时间，都能让他感到越来越自信和安全。当一张充满爱意的小脸出现在眼前时，母亲即便再沮丧易怒，她的心也会情不自禁地融化了。

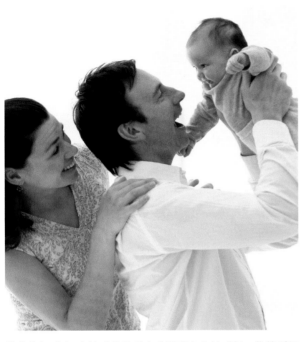

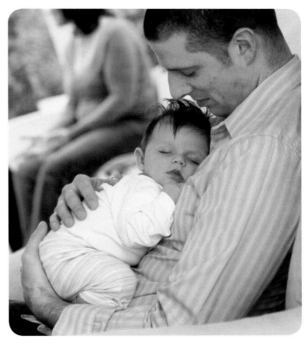

共度美好时光 也许当你的爱人在照顾宝宝的时候，你特别想去处理家务事，但共度家庭时光其实更重要。这不仅有助于增进你们之间的关系，还能使宝宝在一个亲密的家庭环境中变得更加安心。

不可思议的时刻 与宝宝独处的时光是充满魔力的，能为你们建立纽带关系创造机会。你所做的每件事都饱含着对宝宝无条件的爱，因此不要担心对错，尽情沉醉于你们共处的美好时光吧！

相信你的直觉

为人父母可谓是在迷恋、快乐、困惑及疲惫之间打转。没有"绝对正确的"做事方法，你的直觉可能就是正确的。试着偶尔放松一下，让自己得到休息。

你能做得到 没有哪对父母是完美的，而且抚养宝宝、使他健康快乐的方法也不止一种。越来越多地依赖那些指令式的手册，无疑将破坏我们的自信。因此，最好的建议就是相信自己的直觉，手册上提供的有用建议用于参考，然后形成自己的育儿模式。另外，最重要的是你给他的爱，只要让宝宝保持安全、清洁、营养状态良好并给予轻柔的刺激，他便能茁壮成长。

你最了解你的宝宝 很多时候你可能不确定要如何处理问题。尽管可能不会立刻奏效，但你的健康随访员、医生，甚至父母或朋友，都有可能为你提供许多解决方法。你可以根据自己的情况选择最好的方法，但也要相信自己的直觉。尤其是当宝宝生病的时候，任何不同寻常的情况，如出现高热、大便异常、肢体下垂、嗜睡、呕吐、腹泻或奇怪的皮疹等，或者你感到他不太对劲的时候，都必须立刻去看医生。跟着你的感觉走，相信自己。

享受这个过程 疲于应对的日子很快就会过去，你将能够识别宝宝不同哭声的含义，并且还知道如何安抚他。随着生活慢慢步入轨道，你终于可以放松下来，享受为人父母这个角色带来的快乐，而真正的乐趣才刚刚开始！

索引

致谢

作者致谢

我要感谢在这本书的写作过程中给予我支持的家人和朋友，同时还要感谢我的助产和产科团队，他们使我及时掌握最新的信息，以便为那些准父母们顺利度过怀孕、分娩阶段，并最终为人父母提供相应的指导。

另外，我还要特别感谢顾问Karen Sullivan以及DK的每一位成员，这本书的出版离不开他们的帮助，尤其是Helen Murray，Claire Tennant-Scull，Sara Kimmins，Carolyn Hewitson，Penny Warren，Glenda Fisher以及Peggy Vance。

出版商致谢

DK要感谢Angela Baynham协助编辑及校对工作，感谢Kate Meeker协助编辑，感谢Susan Bosanko完成索引，感谢Jo Godfrey-Wood为抓拍各种画面提供帮助，感谢参与制作发型和化妆工作的 Victoria Barnes，Roisin Donaghy，感谢摄影师助理Carly Churchill以及我们的模特们：Danielle Valliere，Tom，Dylan Baird，Emma Godden，Paul Bromage，Axl Habanananda，Alaina Powell，Jonica，Richard Thomas，Marcella Woods，Michael-Gabriel Fiori-Woods。

本书出版商由衷地感谢以下名单中的人员提供照片使用权：

（缩写说明：a-上方；b-下方/底部；c-中间；f-底图；l-左侧；r-右侧；t-顶端）

Alamy Images: Moose Azim / Bubbles Photolibrary 67tr; Dionne McGill 145br; Daniel Pangbourne / Bubbles Photolibrary 58r; Picture Partners 109tc; Chris Rout 46tl; **Babybond® www.babybond.com:** 55cr; **Corbis:** Rick Chapman 49t; CJPG / Zefa 34; Eyetrigger Pty Ltd. 82cra; Adam Gault / Science Photo Library 14bc; Brownie Harris 134; Michael A. Keller 21br; Beau Lark 175tl; Mika 36cra; Tetra Images 139br; Larry Williams 86-87; **Dreamstime.com:** Monkey Business Images 14cra; **Getty Images:** altrendo images 167br; Terry Anderson 146; Blend Images / Andersen Ross 69bl; Blend Images / Jose Luis Pelaez Inc. 16b, 54l, 58l; Blend Images / Jose Luis Pelaez, Inc. 105; Blend Images / Terry Vine 76c; Brand X Pictures / Steve Allen 64cra; Comstock Images / Thinkstock 93, 173tr; Cultura / Aurelie and Morgan David de Lossy 178r; Digital Vision / Rayes 21tr; Digital Vision / Trinette Reed 35tc; DK Stock / Christina Kennedy 14ca; George Doyle 11; First Light / Roderick Chen 135l; FoodPix / Anthony-Masterson 185tl; Adam Gault / SPL 95t; Nicole Hill 40cr; Ian Hooton / SPL 19tr; Iconica / Jamie Grill 36bc; Iconica / ML Harris 40bc; Image Source 21tl, 38cra; The Image Bank / Jonathan Storey 103br; The Image Bank / LWA 60ca; The Image Bank / MoMo Productions 29; The Image Bank / PictureGarden 185br; iStock Exclusive / Martin Carlsson 132l, 132r, 133l, 133r; Jose Luis Pelaez Inc 140-141; Nordic Photos / Michael Jonsson 33tr; OJO Images / Ashley Gill 177tr; OJO Images / Chris Ryan 92bc; OJO Images / Paul Bradbury 36ca; PhotoAlto / Eric Audras 181bc; PhotoAlto / John Dowland 46tc; Photodisc 89; Photodisc / Andersen Ross 131l; Photodisc / Blasius Erlinger 32; Photodisc / Jacqueline Veissid 37; Photodisc / Loungepark 46bc; Photodisc / Marcy Maloy 59, 62; Photographer's Choice / Nancy Brown 47; Photographer's Choice RF / Jacobs Stock Photography 12br; Photographer's Choice RF / Maria Spann 71bl; Photolibrary 109b; Photonica / Betsie Van Der Meer 12bc; Photonica / Gavin Kingcome Photography 38bc; PhotosIndia.com 57; Plattform 176; Riser / Frank Herholdt 119, 138; Riser / Hans Neleman 174cra; Riser / Jakob Helbig 12cra; Riser / Sam Royds 68; Sonntag 8-9; Stockbyte 38cla, 41; Stockbyte / Diane Macdonald 135r; Stone / Barbara Maurer 177b; Stone / Luca Trovato 127t; Taxi / Andreas Pollok 43br; Taxi / Bill Ling 13; Taxi / Caroline von Tuempling 15br; Taxi / Steen Larsen 21bl; Tetra Images 113bl; Workbook Stock / Stephen Chiang 121t; **Lennart Nilsson Image Bank:** Scanpix 50; **Life Issues Institute:** 52bl; **LOGIQlibrary:** 54cr; **Masterfile:** 38ca; **Mother & Baby Picture Library:** 33tl; Dave J. Anthony 21bc; Moose Azim 94bl, 114bl; Ian Hooton 15bl, 16cr, 17tl, 18, 19tc, 26ca, 33br, 35b, 56ca, 56cra, 66, 70, 88bl, 90bc, 90br, 94br, 101bl, 102, 104c, 108, 124, 174l, 178c, 181bl, 182, 185tc; Ruth Jenkinson 99r, 122, 125tl, 130; Eddie Lawrence 91tr, 129t, 142bl; Paul Mitchell 26cra, 88bc; James Thomson 99l; Frances Tout 121b; **Photolibrary:** Bananastock 118; BSIP Medical / Chassenet 46br; Digital Vision 1, 61; Graham Monro 128; Greg Newington 46bl; Vladimir Pcholkin 20; Radius Images 116; **PunchStock:** Blend Images 42; **Dept of Fetal Medicine, Royal Victoria Infirmary:** 55br; **Science Photo Library:** 56cb; AJ Photo 56crb, 126bl, 175tr; Anatomical Travelogue 51br; Samuel Ashfield 129b; B. Boissonnet 67tl; Neil Borden 55tc, 55tl; Neil Bromhall 52tl; Neil Bromhall / Genesis Films 51bl; BSIP, Laurent 95bl, 111bl, 125tr; CC Studio 157bc; Kevin Curtis 53; Tracy Dominey 127b; Dopamine 51tl; Edelmann 52br; Ian Hooton 10bl, 14br, 17tr, 98, 111tr, 180, 181t; Ruth Jenkinson / Midirs 91tl; Eddie Lawrence 126r; Dr. Najeeb Layyous 65; Living Art Enterprises, LLC 55bc, 55bl; Damien Lovegrove 40br; Cecilia Magill 10bc; Dr. P. Marazzi 38br; Doug Martin 64cla; Professor P. M. Motta Et Al 12ca; Lea Paterson 58c; Antonia Reeve 126cla; P. Saada / Eurelios 54cra; James Stevenson 52tr; Tek Image 123tr; Silvere Teutsch / Look At Sciences 117bl; John Thys / Reporters 101br; Zephyr 51cra; **Winchester and Eastleigh Healthcare NHS Trust:** 90ca

所有其他图片的版权属于多林金德斯利
更多信息请见：www.dkimages.com

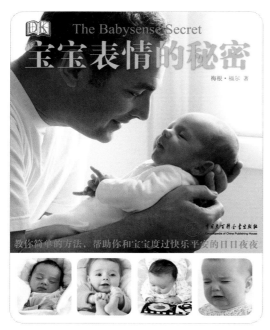

《DK宝宝表情的秘密》
梅根·福尔 著

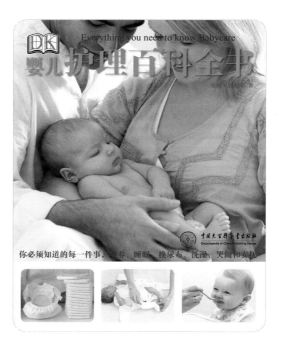

《DK婴儿护理百科全书》
安妮·彼得斯 著

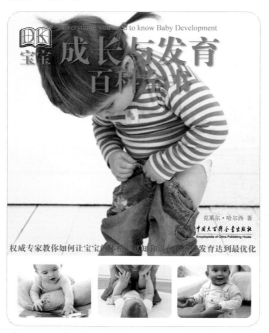

《DK宝宝成长与发育百科全书》
克莱尔·哈尔西 著

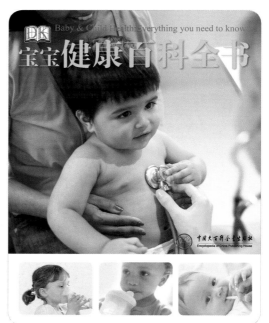

《DK宝宝健康百科全书》
菲莉帕·凯 著